ICU 护士速记手册

主　编　吴巧媚　马世红　张　燕

主　审　邹　旭　林美珍

副主编　郑静霞　韩　云　赖　芳　邓丽丽

编　者（按姓氏笔画排序）

王　影　叶　波　许媚媚　阮文乐　麦舒桃

杜炯栋　吴泰福　张　燕　张利娟　陈配配

杨龙珍　郑雅芳　单海茹　徐　艳　徐紫琪

翁燕娜　黄珍霞　韩　彦　谢东平　蔡　静

谭文婷　黎汉湛

人民卫生出版社

图书在版编目（CIP）数据

ICU护士速记手册 / 吴巧媚，马世红，张燕主编. —北京：人民卫生出版社，2018

ISBN 978-7-117-26969-8

Ⅰ. ①I… Ⅱ. ①吴… ②马… ③张… Ⅲ. ①险症-护理-手册 Ⅳ. ①R459.7-62

中国版本图书馆 CIP 数据核字（2018）第 126127 号

| 人卫智网 | www.ipmph.com | 医学教育、学术、考试、健康，
购书智慧智能综合服务平台 |
| 人卫官网 | www.pmph.com | 人卫官方资讯发布平台 |

ICU护士速记手册

主　　编：吴巧媚　马世红　张　燕
出版发行：人民卫生出版社（中继线 010-59780011）
地　　址：北京市朝阳区潘家园南里 19 号
邮　　编：100021
E - mail：pmph @ pmph.com
购书热线：010-59787592　010-59787584　010-65264830
印　　刷：三河市潮河印业有限公司
经　　销：新华书店
开　　本：850×1168　1/32　印张：9.5
字　　数：263 千字
版　　次：2018 年 6 月第 1 版　2024 年 6 月第 1 版第 9 次印刷
标准书号：ISBN 978-7-117-26969-8
定　　价：42.00 元

序

重症监护技术是现代医学重要的组成部分,是医院综合实力体现的核心内容之一。重症医学涉及心血管、呼吸、神经、肾、消化、内分泌等多个重要学科领域,内容繁多,知识网络复杂,临床处置需要医护人员有较高的快速识别能力、综合评估能力,对仪器、设备的运用要求高效、精确,这对医疗、护理人员均为重大的挑战。

俗话说:"三分治疗,七分护理",这句话用来形容重症护理最合适不过了。护士既是重症监护过程中病情观察、评估的前哨,又是治疗方案实施的重要后卫,护理水平的高低直接影响着重症监护医疗质量的优劣。

广东省中医院重症医学科是广东省"ICU 专科培训基地",经历了 2003 年"非典型肺炎"、2009 年重症 H1N1、2013 年重症 H7N9 等重大公共卫生事件的挑战,在危重症的护理、培训方面积累了丰富的经验。为了方便重症监护护理人员速记查阅、学习掌握相关知识、技术,重症医学科团队总结多年临床经验,查阅最新的临床循证指南,从重症监护评估技术、操作技术、危重急症的识别与处理和常见疾病的识别与处理四个方面进行了精心的梳理和整理,基本囊括重症监护中常见的护理相关问题。

本手册非常突出速记特点,侧重实用性,要点突出,语言精练,检索方便,并融合了大量的图表、思维导图以及顺口溜帮助记忆,非常便于工作、生活携带,适合临床需要时及时翻阅或日常片断时间学习记忆,是一本非常适合重症护理人员存查备用的口袋工具书。

广东省中医院副院长

ICU 是一个集危重患者治疗和护理的场所，有诸多高精尖的仪器和技术，循证医学的成果也越来越多地影响重症医学的监测和治疗。这里不仅时刻关注着重症疾病发生、发展，而且极大体现着深切照顾和关怀，要求 ICU 护士具有全面扎实的基本功、高超的护理技能以及绝对慎独、细致的护理精神。这对于即将进入 ICU 培训的护士是一个很大的冲击和挑战，需要他们迅速提升自己以适应临床工作。

　　《ICU 护士速记手册》一书以这次全国范围内开展的新入职护士规范化培训政策调整为契机，以国卫办医发〔2016〕2 号文件《国家卫生计生委办公厅关于印发新入职护士培训大纲（试行）的通知》为指引，内容紧密围绕急危重症专科培训相关要求，以人体器官和系统为纲，从 ICU 监护技术、常见操作技能、常见问题、常见疾病、常用评估表、药物、检验、感染控制等方面，利用大量图表及流程图，简洁、条理化地囊括规培护士在ICU 需要掌握的各种知识和技能，具备浓缩、速记、速查的三大特点。此手册使临床护士能迅速掌握常见危重症患者的护理，提高对危重患者的病情观察能力、临床应急及抢救配合能力，能够独立为危重症患者提供专业规范的护理服务。

　　ICU 患者疾病复杂，临床表现多种多样，很多患者甚至不能立即确诊，新护士更加不容易分辨。参编者结合多年临床经验的总结与提炼，全书内容能够反映当前重症医学的进展和循证医学研究结果，具有较强的实用性。同时，多采用图表式知识点总结、思维导图式要点概括，图文并茂、直观形象，对各种临床症状、阳性体征等有明确的指引，重点突出，一目了然，便于阅读。书中另外穿插了一些歌诀帮助记忆，使知识记忆不再枯燥无味。本书版式简洁明了，尺寸较小，适合随时带在身边，遇到问题时

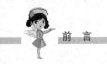

能快速翻阅,帮助新护士迅速适应临床,做出应急处理和汇报,不遗漏、不忽视,保证患者安全。

本书适用面非常广,不仅适合规培护士,对低年资重症医学科护士的知识累积和沉淀也具有重要意义,甚至适合高年资护士作为临床带教的实用简易教材。本书不仅可供 ICU 护士阅读,还可以供急诊、内外科护士查阅。

本书的出版是护士规范化培训工作的探索。感谢广东省名中医邹旭教授以及广东省护理学会副理事长林美珍主任的指导,在编写过程中参考及引用了各类医学专著、文献以及一些知名学者的经验,在此对原作者及相关专家一并表示崇高的敬意和衷心的感谢。同时感谢医疗及护理同仁、撰稿专家的支持和付出的辛勤劳动。

限于水平,书中不足之处诚请各位专家和同行批评指正,并在此表达诚挚的谢意。

编者

2018 年 3 月

目　录

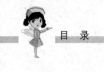

第一章

重症监护技术

第一节　神经系统监护

1. 意识程度评估（表 1–1）

表 1–1　意识程度评估

水平	反应	对答	反射
清醒	适当	合理	正常
嗜睡	易唤醒	合理	正常
昏睡	重刺激可唤醒	简短、模糊、不全	正常
浅昏迷	不醒	无	浅反射消失
深昏迷	不醒	无	深反射消失

2. 瞳孔监测（表 1–2）

表 1–2　瞳孔监测

瞳孔大小（mm）

⬤ 8　⬤ 7　⬤ 6　⬤ 5　● 4　● 3　● 2　• 1

2.1　瞳孔反应关键词：等大、圆的、瞳孔直径、对光反射

2.2　瞳孔反应（表 1–3）

表 1–3　瞳孔反应及常见原因

表现	常见原因
等大/等圆	正常状态
双侧散大且固定	脑水肿、脑疝、后颅窝病变
缩小	小脑或脑室出血、药物影响

续表

表现	常见原因
反射迟钝	脑功能降低
大小不等	眼部用药、眼部损伤或其他
单侧瞳孔散大 / 反射消失	动眼神经麻痹、小脑幕切迹疝

3. 格拉斯哥昏迷量表（Glasgow Coma Scale, GCS）（表 1-4）

表 1-4　格拉斯哥昏迷量表（GCS）

测试反应		得分
Eye 睁眼反应	自动睁眼	4
	对说话声音有睁眼反应	3
	对疼痛刺激有睁眼反应	2
	没有反应	1
Verbal 语言反应	对人、时、地回答正确	5
	对人、时、地回答混淆	4
	回答问题不适当	3
	语言模糊不清楚	2
	没有反应	1
Motor 运动反应	能服从口令动作	6
	能有目的地去除疼痛刺激源	5
	仅能躲避不能去除疼痛刺激源	4
	对疼痛呈屈曲肢体反应	3
	对疼痛呈伸展肢体反应	2
	没有反应	1

总分：15 分正常

12~14 分为轻度意识障碍

9~11 分为中度意识障碍

8 分以下为昏迷

注：

如果患者评分时分值有波动，则选评分时以最好反应计分

运动评分左侧、右侧可能不同，用较高的分数进行评分

新生儿和儿童（<4 岁）可用改良版的 GCS 评分表（表 1-5）

表 1-5 改良版 GCS 评分表

测试反应		得分
Eye 睁眼反应	自动睁眼	4
	对说话声音有睁眼反应	3
	对疼痛刺激有睁眼反应	2
	没有反应	1
Verbal 语言反应	微笑,声音定音,注视物体,互动	5
	哭闹,但可以安慰,不正确的互动	4
	对安慰异常反应,表现为呻吟	3
	无法安慰	2
	没有反应	1
Motor 运动反应	能服从口令动作	6
	能准确去除疼痛刺激源	5
	仅能躲避不能去除疼痛刺激源	4
	对疼痛呈屈曲肢体反应	3
	对疼痛呈伸展肢体反应	2
	没有反应	1

4. 颅内压监测

4.1 颅内压常见波形(图 1-1~ 图 1-3)

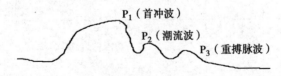

正常值:0~15mmHg
轻度升高:16~20mmHg
重度升高:20mmHg 以上

图 1-1 颅内压单一波形(正常波形)

3

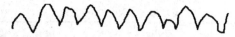

图 1-2 颅内压连贯波形（正常波形）

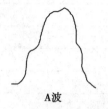

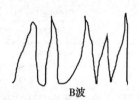

A波   B波

A波也称高原波,压力曲线迅速上升,由血管扩张和增加脑内血流及减少静脉出量而引起,提示颅腔代偿功能衰竭

B波又称节律震荡波,是 A 波前奏,波形尖呈节律性震颤及 30~120s 锯断状的波形,提示脑顺应性降低

图 1-3 异常颅内压波形

4.2 颅内压高代偿和失代偿期的临床表现（表 1-6）

表 1-6 颅内高压临床表现

	代偿期		失代偿前期	失代偿期	死亡
	1期	2期	3期	4期	
精神状态	清醒	意识混乱烦躁	不能维持清醒→	继续发展至深昏迷→	
瞳孔	等大,光反射存在	等大,光反射存在	小,光反射存在→ 光反射逐渐变慢→ 病变同侧瞳孔变大,固定→ 双侧散大固定→		
呼吸	正常	正常	正常,稍慢→ 病情发展出现陈-施呼吸 →中枢神经性过度通气 →或呼吸节律紊乱		
血压	160mmHg 120mmHg 80mmHg		脉压		

续表

	代偿期		失代偿前期	失代偿期	死亡
	1 期	**2 期**	**3 期**	**4 期**	
脉搏	80 次 / 分			强而有力　轻度不规则	
体温	变化形态不定				
	外科和医疗干预的最佳阶段		必须实施外科或医疗干预	实施外科或医疗干预无效	

5. 脊髓损伤平面的确定

5.1　检查身体两侧各自 28 个皮节的关键感觉点（位于锁骨中线上的关键点）（图 1-4）：每个关键点要检查两种感觉，即针刺觉和轻触觉，并按 3 个等级分别评定打分（表 1-7）。

每个皮节感觉检查项目有 4 种状况，即：右侧针刺觉、右侧轻触觉、左侧针刺觉和左侧轻触觉。按总图所示，把身体每侧的皮区评分相加，即产生 2 个总的感觉评分，即针刺觉评分和轻触觉评分，并用感觉评分表示感觉功能的变化。通过必查项目的检查可以判断神经平面（感觉平面）、部分保留区和障碍分级的感觉部分。

5.2　检查身体两侧关键肌

肌力评估是评定肌肉力量是否正常或减弱，常用描述：正常、良好、尚可、微弱、无收缩（表 1-8）。

5.3　运动平面的确定

（1）因每个节段的神经支配 1 块以上的肌肉，同样大多数肌肉接受 1 个以上的神经节段支配（常为 2 个节段）。

用 1 块肌肉或 1 组肌肉（即关键肌）代表 1 个脊神经节段支配旨在简化检查。

（2）某一块肌肉在丧失一个神经节段支配，但仍有另一神经节段支配时肌力减弱。按常规，如果 1 块肌肉肌力在 3 级以上，则该肌节的上一个肌节存在完整的神经支配。在确定运动平面时，相邻的上一个关键肌肌力必定是 5 级，因为预计这块肌肉受 2 个完整的神经节段支配。

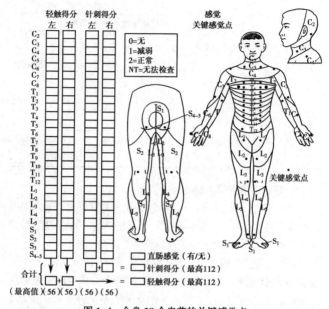

图 1-4　全身 28 个皮节的关键感觉点

C_2　枕骨粗隆	T_8　第 8 肋间（在 $T_7 \sim T_9$ 的中点）
C_3　锁骨上窝	T_9　第 9 肋间（在 $T_8 \sim T_{10}$ 的中点）
C_4　肩锁关节的顶部	T_{10}　第 10 肋间（脐）
C_5　肘前窝的外侧面	T_{11}　第 11 肋间（在 $T_{10} \sim T_{12}$ 的中点）
C_6　拇指近节背侧皮肤	T_{12}　腹股沟韧带中点
C_7　中指近节背侧皮肤	L_1　T_{12} 与 L_2 之间的 1/2 处
C_8　小指近节背侧皮肤	L_2　大腿前中部
T_1　肘前窝的内侧面	L_3　股骨内髁
T_2　腋窝的顶部	L_4　内踝
T_3　第 3 肋间	L_5　足背第 3 跖趾关节
T_4　第 4 肋间（乳线）	S_1　足跟外侧
T_5　第 5 肋间（$T_4 \sim T_6$ 中点）	S_2　腘窝中点
T_6　第 6 肋间（剑突水平）	S_3　坐骨结节
T_7　第 7 肋间（在 $T_6 \sim T_8$ 的中点）	S_{4-5}　肛门周围（作为 1 个平面）

（例如：C_7 支配的关键肌无任何活动，C_6 支配的肌肉肌力为 3 级，若 C_5 支配的肌肉肌力为 5 级，那么，该侧的运动平面在 C_6）。

表 1-7　皮节关键感觉点检查评分（刺觉／轻触觉）

等级	感觉说明
0	缺失
1	障碍（部分障碍或感觉改变,包括感觉过敏）
2	正常
NT	无法检查

注:针刺觉检查时常用一次性安全针

针刺觉检查时不能区别钝性和锐性刺激的感觉应评为 0 级

轻触觉检查时用棉花

要求做肛门指检测试肛门外括约肌

感觉分级为存在或缺失（即在患者的总表上记录有或无）

鞍区存在任何感觉,都说明患者的感觉是不完全性损伤

表 1-8　肌力分级

（英国医学研究理事会 the UK Medical Research Council, MRC 分级）

分级	描　　述
0	肌肉无任何收缩
1	仅在触摸肌肉时感到收缩,不能活动关节
2	可引起关节活动,但不能抬离床面
3	能抬离床面,不能对抗阻力
4	能对抗阻力,但较正常差
5	正常肌力（可完全抗阻进行全关节范围的正常活动）
NT	无法检查

（3）检查者的判断依赖于确定其所检查的肌力小于 5 级的肌肉是否有完整的神经支配。

（4）许多因素可以抑制患者充分用力,如疼痛、体位、肌张力过高或废用等。如果任何上述或其他因素妨碍了肌力检查,则该肌肉的肌力应被认为是 NT。如果这些因素不妨碍患者充分用力,检查者的最佳判断为排除这些因素后患者肌肉肌力为正常（5 级）,那么,该肌肉肌力评级为 5 级。

（5）运动平面（最低正常运动平面在身体的两侧可以不同）应根据肌力至少为 3 级的那块关键肌来确定,要求该平面

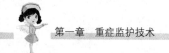

以上的节段支配的关键肌肌力必须是正常的（5级）。

（6）对于临床应用徒手肌力检查法无法检查的肌节，如 $C_1 \sim C_4$、$T_2 \sim L_1$，及 $S_2 \sim S_5$，运动平面可参考感觉平面来确定。如果这些节段的感觉是正常的，则认为该节段的运动功能正常；如果感觉有损害，则认为运动功能亦有损害。

5.4 脊髓损伤程度的分级（表1-9）

表1-9 美国脊髓损伤协会（ASIA）标准

分级	描 述
A	完全性损伤 骶段（$S_4 \sim S_5$）无任何感觉或运动功能保留
B	不完全损伤 损伤平面以下包括骶段有感觉但无运动功能
C	不完全损伤 损伤平面以下存在运动功能，大部分关键肌肌力3级以下
D	不完全损伤 损伤平面以下存在运动功能，大部分关键肌肌力3级或以上
E	正常 感觉或运动功能正常

第二节 呼吸功能监护

上、下呼吸道示意图如图1-5所示。

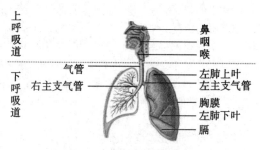

图1-5 上、下呼吸道示意图

1. 肺部听诊区 (图 1-6)

肺部听诊: 按锁骨中线、腋前线、腋中线三条线, 上、中、下三个部位左右对称 (共 18 个)。

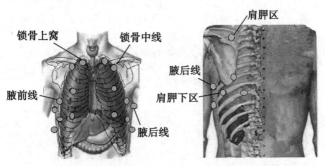

锁骨上窝　锁骨中线

腋前线　　肩胛区　腋后线　肩胛下区　腋后线

图 1-6　肺部听诊区

背部听诊: 肩胛间区脊柱上下左右四个部位, 腋后线、肩胛线上下左右八个部位, 共 12 个听诊区, 双侧对照听诊。

2. 肺部检查法 (表 1-10)

表 1-10　肺部检查

操作	考虑内容
视诊	口唇颜色、舌及舌下颜色、面色、呼吸频率和节律、鼻翼翕动、辅助呼吸肌 (如肋间肌、腹肌) 的使用、腹式呼吸、胸廓形状、胸骨凹陷、畸形、挫伤、血肿、反常呼吸
触诊	气管偏斜度、皮下气肿 (捻发音或握雪感)、胸膜摩擦感、触痛、触觉语颤、胸廓动度
叩诊	清音 (正常)、浊音 (含气量减少, 如肺实变、肺不张、肺水肿)、过清音 (肺气肿、哮喘发作时)、鼓音 (气胸、浅表肺大疱、肺空洞)
听诊	从肺尖开始听诊, 自上而下, 从前至后, 左右对比
正常呼吸音	肺泡呼吸音——喉部、胸骨上窝、背部第 6、7 颈椎及第 1、2 胸椎附近可以听到, 声音柔和而有吹风性质, 音如发 "夫" 音, 吸气时声强、调高、时相长 支气管肺泡呼吸音——在胸骨角、肩胛间区和背部第 3、4 胸椎水平、肺尖前后部可听到, 兼有肺泡呼吸音和支气管呼吸音特点

续表

操作	考虑内容
	吸气音与正常肺泡呼吸音相似,但较响较高;呼气音则与支气管呼吸音相似,但较弱稍低,吸呼时相相同,吸呼之间间隙短暂
	支气管呼吸音——在喉部、锁骨上窝、背部颈 6 至胸 2 椎体间可以听到,吸气长于呼气,音强、调高,音色似发 "哈" 音,吸气音弱而短,呼气音强而长,吸气末与呼气起始之间有一短暂间隙
异常呼吸音	呼吸音增强、减弱、缺失、变调、时相改变、正常呼吸音出现于其他部位等均为异常
	啰音——出现伴随呼吸音的附加音,为短的、爆炸性的、不悦耳的、非连续性声音。干啰音在咳嗽、吸痰或深吸气后可消失。湿啰音是呼吸时气体通过充满液体的闭合小气道或肺泡所产生
	胸膜摩擦音——见于胸膜有炎症时,吸气、呼气均可听到,屏气时消失,应与心包摩擦音相鉴别

3. 判断呼吸质量（表 1-11）

表 1-11　呼吸质量判断

呼吸	描　述
正常	呼吸深度适中、有节律,频率正常（成人 12~20 次 / 分） 均匀的胸壁运动 没有使用辅助呼吸肌
表浅	轻度的胸壁或腹壁运动
费力	呼吸动度增加 发出呼噜音或喘息音 使用辅助呼吸肌 因缺氧而喘息、鼻翼翕动 锁骨上窝和肋间隙出现凹陷（儿童、婴儿）
噪音	鼾声、喘鸣等噪音

4. 常见异常呼吸节律（表1–12）

表1–12　常见异常呼吸节律

名称和图解	临床意义
潮式呼吸（陈–施呼吸）	见于中枢神经损害,缺氧、中毒和充血性心力衰竭等
库斯莫尔呼吸（酸中毒大呼吸）	常见于糖尿病酮症酸中毒和其他能出现酸中毒的疾病
长吸式呼吸（深吸气式呼吸）	见于脑血管栓塞、脑出血患者
比奥呼吸（间停呼吸）	呈周期性"深呼吸–呼吸停止",常见于脑膜炎和脓毒症患者、濒死患者

5. 阻塞性呼吸困难鉴别（表1–13）

表1–13　阻塞性呼吸困难鉴别

项目	吸气性	呼气性
病因	气管上端及咽喉部的阻塞性疾病,如咽喉脓肿、喉炎、肿瘤、异物、白喉	小支气管阻塞性疾病,如支气管哮喘、肺气肿
呼吸深度与频率	吸气期延长,吸气运动增强,呼吸频率基本不变或减慢	呼气期延长,呼气运动增强,吸气运动略增强
三凹征	吸气时明显	无

续表

项目	吸气性	呼气性
呼吸时伴发声音	吸气期喉间喘鸣	呼气期哮鸣
检查	咽喉部有阻塞性病变,肺部有充气不足的体征	肺部有充气过多的体征

6. 困难气道评估(表1-14)

表1-14　便于记忆的气道评估(LEMON)

指标	潜在困难气道可能出现的体征	
外表观察(Look externally)	面部性状异常	口腔狭窄
	脸颊凹陷	肥胖
	无牙齿	下颌后缀
	"龅牙"	面部/颈部病变
评估法3-3-2(Evaluate 3-3-2)	张口<3指宽	
	舌骨~下巴距离<3横指	
	甲状软骨~口底距离<2横指	
马氏评分(Mallampati Score)	Ⅲ级	
梗阻(Obstruction)	上呼吸道周围病变(扁桃体周围脓肿)	
颈部活动(Neck mobility)	受限	

注:马氏评分分类:描述可看到的咽喉构造

Ⅰ级　可看到悬雍垂、咽喉劈雳柱、软腭

Ⅱ级　只看到咽喉劈雳柱、软腭

Ⅲ级　只看到软腭

7. 动脉血气分析

7.1　常用指标(表1-15)

表1-15　血气分析常用指标

项目	正常值	注　解
pH	7.35~7.45	<7.35为酸性,>7.45为碱性
PaO_2	80~100mmHg	<80mmHg为低氧血症,<60mmHg为呼吸衰竭诊断依据,<40mmHg提示细胞代谢缺氧

续表

项目	正常值	注　　解
$PaCO_2$	35~45mmHg	通气不足时升高,过度通气时下降
HCO_3^-	22~28mmol/L	反映血液中的重碳酸氢盐浓度,代表碱性,由肾调节
SaO_2	93%~99%	动脉血中运输氧气的血红蛋白饱和度
BE	±3mmol/L	反映缓冲碱的变化,为代谢性指标
AG	8~16mmol/L	$AG=Na^+-[Cl^-+HCO_3^-]$

注:肺和肾调节机体的酸碱平衡,HCO_3^-升高提示碱过剩,为碱中毒,反之提示酸过剩

7.2　血气分析结果分析

血气分析仪可以提供多个血气指标,如 pH、$PaCO_2$、HCO_3^-、AB、SB、BB、BE 等。但其中最基本的指标是 pH、$PaCO_2$、HCO_3^-,其他指标皆由这 3 个指标计算或者派生而来。

(1)看 pH 定酸血症或碱血症(酸或碱中毒)。

(2)看原发因素,定呼吸性或代谢性酸碱平衡失调。原发性 HCO_3^- 增多或减少是代谢性指标(表 1-16)。

表 1-16　血气分析酸碱失衡类型

失衡类型	pH	原发因素	代偿反应
代谢性酸中毒	↓	↓↓[HCO_3^-]	↓$PaCO_2$
代谢性碱中毒	↑	↑↑[HCO_3^-]	↑$PaCO_2$
呼吸性酸中毒	↓	↑↑$PaCO_2$	↑[HCO_3^-]
呼吸性碱中毒	↑	↓↓$PaCO_2$	↓[HCO_3^-]

(3)看继发性变化是否符合代偿调节规律定单纯性或混合性酸碱紊乱。

(4)看 AG 定二重性酸碱紊乱(表 1-17)。

表 1-17 血气分析定二重性酸碱紊乱

	PaCO$_2$ <35mmHg	PaCO$_2$ 35~45mmHg	PaCO$_2$ >45mmHg
HCO$_3^-$<22mmol/L	呼碱 + 代酸	代酸	呼酸 + 代酸
HCO$_3^-$=22~28mmol/L	呼碱	正常	呼酸
HCO$_3^-$>28mmol/L	呼碱 + 代碱	代碱	呼酸 + 代碱

7.3 SPO$_2$ 与 PaO$_2$ 的对应关系（表 1-18）

表 1-18 血气分析中 SPO$_2$ 与 PaO$_2$ 的对应关系

SPO$_2$（%）	PaO$_2$（mmHg）	SPO$_2$（%）	PaO$_2$（mmHg）
97	100	75	40
95	80	57	30
94	70	32	20
90	60	10	10
85	50		

注：氧离曲线左移或右移则不为如此对应关系

8. 呼气末二氧化碳监测

呼气末二氧化碳（PetCO$_2$）是连续测量呼气末 CO$_2$ 水平的一项检测手段，能够反映肺泡通气水平，还可以反映循环和肺血流情况。正常值 30~45mmHg（图 1-7，图 1-8）。

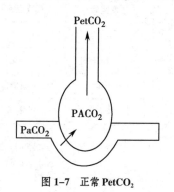

在 VQ 比正常
情况下
PaCO$_2$>PACO$_2$
（1~5mmHg）
PACO$_2$=PetCO$_2$

图 1-7 正常 PetCO$_2$

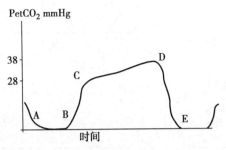

图 1-8 PetCO₂ 波形

A-B 开始呼气

B-C CO_2 浓度快速上升

C-D 肺泡换气到达平台阶段

D 波形最高点,代表呼气末 CO_2 值

D-E 开始吸气,CO_2 浓度迅速跌落

8.1 导致 PetCO₂ 变化的常见原因(表 1-19)

表 1-19 导致 PetCO₂ 变化的常见原因

PetCO₂ 增加	PetCO₂ 下降
低通气	高通气
甲状腺功能亢进 / 甲状腺危象	低体温
恶性高热	静脉内空气栓塞
发热 / 全身性感染	肺栓塞
重复呼吸	心排血量下降
其他高代谢状态	低灌注

8.2 PetCO₂ 异常情况评估及意义(表 1-20)

表 1-20 PetCO₂ 异常情况评估及意义

异常情况	意　义
PetCO₂ 为 0,波形消失	气管插管不在气道内、呼吸暂停、气道或通气管路阻塞、脱落
PetCO₂ 与 PaCO₂ 差值 >5mmHg	肺泡无效腔增大,见于肺血流、心排血量降低时

续表

异常情况	意　义
B–C 段延长	呼吸道高位阻塞或气道痉挛
C–D 段斜度增加	因慢性阻塞性肺疾病或气管痉挛使肺泡排气不均
D 点缺失	可能发生气胸
数值迅速增高	是恶性高热敏感的早期指标，重吸入、体温升高、突然放松止血带、恶性等，均使 CO_2 产量增多

第三节　血流动力学监护

1. 心脏体查

1.1　心前区震颤的临床意义（表 1–21）

表 1–21　心前区震颤的临床意义

时期	部位	疾病
收缩期	胸骨右缘第 2 肋间	主动脉瓣狭窄
	胸骨左缘第 2 肋间	肺动脉瓣狭窄
	胸骨左缘第 3、4 肋间	室间隔缺损
舒张期	心尖部	二尖瓣狭窄
连续性	胸骨左缘第 2 肋间	动脉导管未闭

1.2　正常心脏相对浊音界与前正中线的平均距离（表 1–22）

表 1–22　正常心脏相对浊音界与前正中线的平均距离

瓣膜听诊区	瓣膜听诊部位
二尖瓣区	心尖搏动最强处，一般位于左侧第 5 肋间锁骨中线稍内侧
主动脉瓣区	有两个听诊区，即胸骨右缘第 2 肋间及胸骨左缘第 3、4 肋间，前者为主动脉瓣（第一）听诊区，后者称主动脉第二听诊区
肺动脉瓣区	胸骨左缘第 2 肋间
三尖瓣区	在胸骨体下端靠近剑突偏左处或偏右处

1.3 心脏瓣膜听诊区（表1-23）

表1-23 心脏瓣膜听诊区定位

右（cm）	肋间	左（cm）
2~3	II	2~3
2~3	III	3.5~4.5
3~4	IV	5~6
	V	7~9

1.4 心音标志及听诊特点（表1-24）

表1-24 心音标志及听诊特点

心音	标志	听诊特点
第一心音 S1	心室收缩期开始	音调较低、性质较钝、历时较长，约0.1s，心脏收缩开始时出现，心尖部听诊最明显
第二心音 S2	心室等容舒张期开始	音调较高、性质较S1清脆、历时较短，约0.08s，在心脏舒张开始时出现，心底部听诊最清楚
第三心音 S3	心室快速充盈期	出现在S2之后0.12~0.18s，音调低钝而短促，在心尖部及其内上方较易听到，稍事活动或抬高下肢可使其增强
第四心音 S4	心室舒张期晚期	出现在S1开始前0.01s，音调很弱，一般听不到，如能听到常为病理性的，但偶可见于无器质性心脏病依据的老年人

2. 有创动脉血压监护（图1-9）

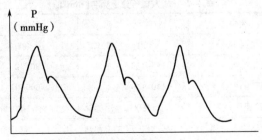

图1-9 正常动脉压波形

2.1　常见异常波形（表 1-25）

表 1-25　有创血压常见异常波形

图例	名称及临床意义
	矮小、低平波 常见于低心排、心衰、主动脉瓣狭窄
	高大、跳跃波 常见于心脏术后主动脉瓣反流或残留动脉导管未闭
	双重搏动波 常见于术后主动脉瓣关闭不全
	交替变化波 是左心衰竭的迹象
	二联波、不规则波 常见于二联律、心房颤动

2.2　成人血压分级标准（表 1-26）

表 1-26　成人血压分级标准（mmHg）

类别	收缩压		舒张压
正常血压	<120	和	<80
1 级高血压	130~139	或	80~89
2 级高血压	140~159	或	90~99
3 级高血压	≥160	或	≥100
平均动脉压（MAP）	MAP= 舒张压 +1/3 脉压　　正常值为 60~100 若脉压大，平均压低，反映循环情况不良		

3. 中心静脉压

中心静脉压(Central Venous Pressure, CVP)测定是经颈内静脉或锁骨下静脉将导管插入上腔静脉测定的压力,接近于右心房压力,可反映体内血容量,右心功能与血管张力等情况,一般与血压并结合其他监测结果综合评估。

3.1 CVP 波形(图 1-10)

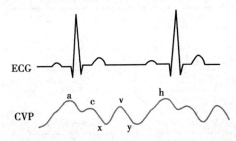

a波 舒张末期,心房收缩   c波 收缩早期,三尖瓣关闭

x波 收缩中期,右房舒张   v波 收缩末期,右房充盈

y波 舒张早期,血流进入右室

h波 舒张中期,心室充盈达平台

图 1-10 CVP 波形的组成

3.2 CVP 与血压变化的临床意义及处理原则(表 1-27)

表 1-27 CVP 与血压变化的临床意义及处理原则

指标		临床意义	处理原则
BP↓↓	CVP↓	有效血容量不足	补充血容量
BP↑	CVP↑	外周阻力增大或循环负荷过重	扩血管、利尿
BP 正常	CVP↑	容量负荷过重或右心衰	强心、利尿
BP↓	CVP 正常	有效血容量不足或心排血量减少	强心、升压药、小量输血
BP↓	CVP 进行性↑	有心脏压塞或严重心功能不全	强心、利尿、解除心脏压塞

19

4. 脉搏指示连续心排血量监测(Pulse index Continuous Cardiac Output, PiCCO)(表 1-28)

PiCCO 技术是经肺热稀释技术和脉搏波型轮廓分析技术的综合,用于进一步的测量血液动力监测和容量管理,并使大多数患者不再需要放置肺动脉导管(图 1-11)。

表 1-28 常用血流动力学监测指标、正常值、计算公式

名称	正常值
心指数(CI)	$3.0{\sim}5.0L/(min \cdot m^2)$
每搏量指数(SVI)	$40{\sim}60ml/m^2$
全身血管阻力(SVRI)	$1200{\sim}1800(dyn \cdot s \cdot m^2)/cm^5$
全心射血分数(GEF)	$25{\sim}35\%$
心功能指数(CFI)	$4.5{\sim}6.5L/min$
舒张末期容积指数(GEDI)	$680{\sim}800ml/m^2$
胸腔血容积指数(ITBI)	$850{\sim}1000ml/m^2$
每搏量变异(SVV)	$\leqslant10\%$
血管外肺水指数(EVLWI)	$3.0{\sim}7.0ml/kg$
肺血管通透指数(PVPI)	$1.0{\sim}3.0$
心率(HR)	$60{\sim}100$ 次/min
血压(BP)	$90{\sim}140/60{\sim}90mmHg$
平均动脉压(MAP)	$60{\sim}100mmHg$
中心静脉压(CVP)	$5{\sim}12cmH_2O$
右房压(RAP)	$0{\sim}8mmHg$
右室压(RVP)	$15{\sim}25/0{\sim}8mmHg$
肺动脉收缩压(PASP)	$12{\sim}18mmHg$
肺动脉舒张压(PADP)	$5{\sim}16mmHg$
肺动脉压(PAP)	$15{\sim}25/8{\sim}14mmHg$
肺小动脉嵌入压(PAWP)	$6{\sim}12mmHg$
左房压(LAP)	$4{\sim}12mmHg$

续表

名称	正常值
左室舒张末压（LVEDP）	4~12mmHg
每分排血量（CO）	5~6L/min
肺血管阻力（PVR）	10~25kPa·s/L
左室压力升高速率（Dp/dt_{max}）	1500~1800mmHg/s
右室压力升高速率	250mmHg/s
左室每搏功指数（LVSWI）	45~60（gm·m）/m²
右室每搏功指数（RVSWI）	4~8（gm·m）/m²
射血分数（EF）	>0.50

计算公式

CI［L/（min·m²）］=CO/BSA

SV（ml/beat）=CO/HR

SVI［ml/（m²·beat）］=SV/BSA

SVR［（kPa·s）/L］=（MAP−PAP）/CO×8×0.1

PVR［（kPa·s）/L］=（PAP−PAWP）/CO×8×0.1

LVSWI［（gm·m）/m²］=SVI×MAP×0.0136

RVSWI［（gm·m）/m²］=SVI×MAP×0.0136

EF=SV/EDV

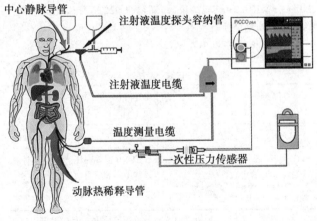

图 1–11 PiCCO 组成图例

4.1 PiCCO 常用数据

4.2 血流动力 / 容量管理决策树（图 1-12）

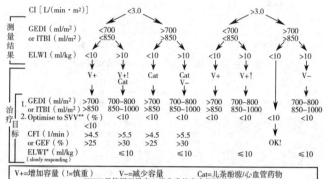

图 1-12 PiCCO 容量管理决策树

5. 常见几种容量负荷评估试验

5.1 快速补液试验

操作方法：30min 内输入 500~1000ml 晶体液或 300~500ml 胶体液。对于一些容量复苏耐受性差的重症患者，可以采用加快输注速度和减少输液量的方法，比如 5~10min 内输入液体 250ml。容量负荷试验结束后，恢复原有维持液速度，改变的指标将逐渐恢复至原有水平。

结果判定（表 1-29）：

表 1-29 快速补液试验指标判定

CVP 2~5 原则 每 10min 测定 CVP	肺动脉楔压 PAWP 3~7 原则 每 10min 测定 PAWP
ΔCVP≤2mmHg 继续快速补液	ΔPAWP≤3mmHg 继续快速补液
ΔCVP 2~5mmHg 暂停快速补液，等待 10min 后再次评估	ΔPAWP 3~7mmHg 暂停快速补液，等待 10min 后再次评估
ΔCVP≥5mmHg 停止快速补液	ΔPAWP≥7mmHg 停止快速补液

注：有观点指出 SVV 和 ITBI 对容量状态的评价优于 CVP 和 PAWP

5.2　被动抬腿试验

操作方法:患者仰卧位或半卧位(床头抬高 45°),测量患者此时的每搏心输出量(stroke volume,SV)数值;放平头部和被动抬高其双下肢约 45°,持续 3~5min(下肢血流受重力作用反流回心,从下肢静脉回流至中心循环的血量将额外增加150~300ml),再次测量 SV 数值。若 SV 增加 >10%~15%,提示心脏对前负荷有反应;反之,则表示对前负荷无反应。亦可使用床边超声测量体位改变前后的 VTI 值的变化以判断容量反应性,如果 ΔVTI ≥10%,即为 PLR 阳性,如 <10%,即为 PLR 阴性(图 1–13)。

被动抬腿试验

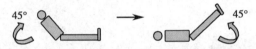

半卧位测量心输出量　　　持续抬高双下肢45°
　　　　　　　　　　　　3~5分钟再次测量

图 1–13　被动抬腿试验示意图

6. 心电图监护(图 1–14,图 1–15)

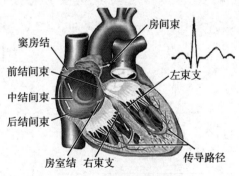

图 1–14　心脏的电传导通路

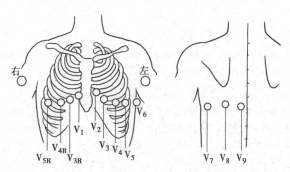

图 1-15　18 导联心电图胸导联位置

V₁　胸骨右缘第 4 肋间　　　　　　V₆　左腋中线 V₄ 水平
V₂　胸骨左缘第 4 肋间　　　　　　V₇　左腋后线 V₄ 水平
V₃　V₂ 与 V₄ 连接中点　　　　　　V₈　肩胛中线 V₄ 水平
V₄　左锁骨中线与第 5 肋间相交处　　V₉　脊柱旁 V₄ 水平
V₅　左腋前线 V₄ 水平　　　　　　V₃ᵣ~V₅ᵣ　右胸相应 V₃~V₅ 位置

> **📝 记忆歌诀**
>
> **18 导联心电图导联电极位置安放**
> 五彩电极手中拿，胸部导联前面挂。
> 黄红在上左右手，绿黑在下足左右。
> 4 右 4 左左中五，2、4 中点是 V₃。
> 4 到 9，同水平，左腋前中后胛脊。
> V₃ᵣ~V₅ᵣ，右胸相应 3 到 5。

6.1　心电图正常值（图 1-16，表 1-30）

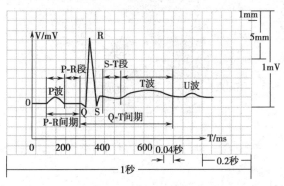

图 1-16　正常心电图波形

表 1-30　心电图各波段正常值

波形	持续时间	意义
P 波	0.08~0.11s	窦房结冲动致心房除极
PR 间期	0.12~0.20s	冲动从心房传到心室时间
QRS 波	0.06~0.10s	心室除极
ST 段	多位于基线上	心室除极后缓慢复极
T 波		心室复极
QT 间期	0.32~0.44s	心室除极复极总时间
U 波	一般 <0.05mV	代表意义尚无定论

6.2　心电图简便观察步骤（表 1-31）

表 1-31　心电图简便观察步骤

问题	观察内容确定
心率快慢	正常:60~100 次 / 分;<60 次 / 分为心动过缓,>100 次 / 分为心动过速
心律整齐	P 波和 QRS 波间距是否相等,如果不等,间距之间有何不同? 这些不等间距之间是否有章可循
有否 P 波	P 波表示节律来源于心房或心室以上部分。P 波在 Ⅱ、Ⅲ、aVF 导联上方向向上,否则可能为非窦性心律
所有 P 波是否相同	P 波相同或者 PR 间期相同,表明它们同一起搏点起搏,否则表明局部起搏点有竞争或传导受滞
QRS 波窄还是宽	正常 QRS 波时限一般不超过 0.12s,过宽的 QRS 波表示冲动没有按照正常的传导系统传导,可能引起心脏无效收缩,如果成组或连续出现则有生命危险
QRS 波有脱落	搏动脱落见于房室传导阻滞和窦性停搏
有无心肌缺血表现	ST 段压低或者抬高、T 波倒置及 U 波,应考虑是否急性冠脉综合征引起

6.3　常见心律失常心电图特点

6.3.1　常见心律失常的分类（表 1-32）

表 1-32 常见心律失常

对血流动力学有明显影响	对血流动力学有潜在影响	对血流动力学有无明显影响
阵发性室性心动过速	窦性心动过速	窦性心动过缓
持续性室性心动过速	持续性房性心动过速	Ⅰ度房室传导阻滞
尖端扭转型室性心动过速	阵发性室上性心动过速	Ⅱ度Ⅰ型房室传导阻滞
心室扑动	心房扑动	单源性房性期前收缩
心室颤动	心房颤动	单源性室性期前收缩
Ⅱ度Ⅱ型房室传导阻滞	多源性室性期前收缩	非阵发性交界性心动过速
Ⅲ度房室传导阻滞	成对性室性期前收缩	

6.3.2 Ⅰ度房室传导阻滞(图 1-17)

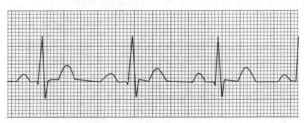

图 1-17 Ⅰ度房室传导阻滞

特点:P-R 间期延长≥0.21s(14 岁以下儿童≥0.18s),或超越相应心率时 P-R 间期的正常上限值。

6.3.3 Ⅱ度Ⅰ型(文氏型)房室传导阻滞(图 1-18)

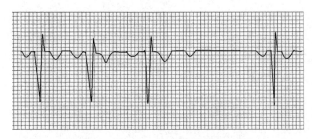

图1-18 Ⅱ度Ⅰ型（文氏型）房室传导阻滞

特点：一系列P波下传心室时，P-R间期依次逐渐延长，直到一个P波被阻滞，发生一次心搏脱落（P波后无QRS波群），这样的现象重复出现。

6.3.4 Ⅱ度Ⅱ型（莫氏Ⅱ型）房室传导阻滞（图1-19）

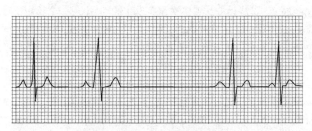

图1-19 Ⅱ度Ⅱ型房室传导阻滞

特点：发生心搏脱落之前和之后的所有下传搏动的P-R间期是恒定的。即P波突然受阻不能下传和无文氏现象存在。

6.3.5 Ⅲ度房室传导阻滞（图1-20）

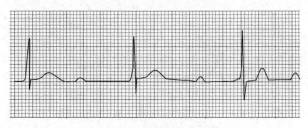

图1-20 Ⅲ度房室传导阻滞

特点:由于房室传导系统某部的传导能力异常降低,所有来自心房的激动都不能下传而引起房室脱节,成为完全性房室阻滞,是最高度的房室阻滞。

6.3.6　窦性停搏(图1–21)

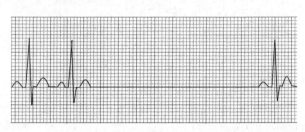

图1–21　窦性停搏

特点:窦房结一次或多次没有发生冲动,出现一个长短不等的较长间歇,在此长间歇内,不出现P–QRS–T波,长的P–P间期不是基本窦性心律周期的整倍数。

6.3.7　心房颤动(图1–22)

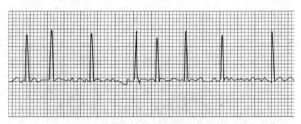

图1–22　心房颤动

特点:①没有P波;②心室波动率完全不规则;③在各导联中基线为不规则低振幅的波动,大小不同、形态各异,间隔不均匀的f波,其频率为350~600次/分。按照f波的型态,有时将房颤分为"细"颤和"粗"颤。

6.3.8　心房扑动(图1–23)

特点:无典型P波,代之以一种形态、方向及大小完全相同,连续形成一种近似锯齿样的房扑波(F波),波与波之间的时间间隔均匀,相差不超过 0.02s。

6.3.9 室性期前收缩(图 1-24)

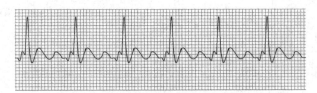

图 1-23 心房扑动

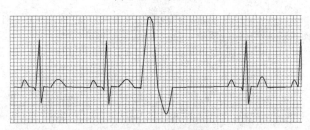

图 1-24 室性期前收缩

特点:①发现期前出现的 QRS-T 波群,而前面却没有期前发生的 P 波;②期前的 QRS-T 形状错综,其 QRS 时间多在 0.12s 以上(根据其 QRS-T 波形改变,大致可以估计期前收缩的起源部位);③期前收缩后往往有一个完全性代偿间歇;④间位性室性外前收缩是位于两个正常窦性搏动之间的室性期前收缩。

6.3.10 室早二联律(图 1-25)

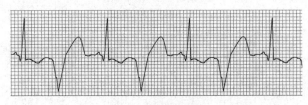

图 1-25 室早二联律

特点:导联中每隔一个窦性激动 QRS 波群后即出现一室性期前收缩形成二联律。

6.3.11　室早三联律（图 1-26）

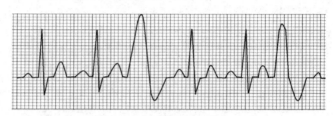

图 1-26　室早三联律

特点：导联中每隔两个窦性激动 QRS 波群后即出现一室性期前收缩形成三联律。

6.3.12　室性心动过速（V-Tach）

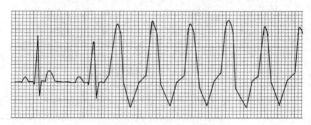

图 1-27　室性心动过速

特点：连续出现 3 个以上室性早搏形成的异位心律。一阵室性心动过速节律历时短于 30s 者，称为非持续性室性心动过速，长于 30s 者，称为持续性室性心动过速。

6.3.13　心室颤动（V-Fib）（图 1-28）

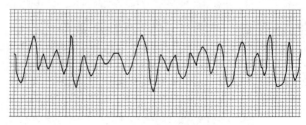

图 1-28　心室颤动

特点:心电图呈混乱的波动,形状振幅都不规则,频率约250~500次/分。

6.3.14 心室扑动(图1-29)

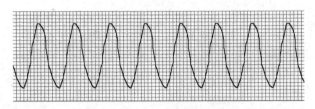

图1-29 心室扑动

特点:表现为匀齐而连续的粗大波动,其频率约150~250次/分,其中的QRS及ST-T也无从分辨。

6.3.15 尖端扭转型室速(图1-30)

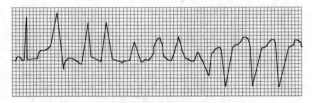

图1-30 尖端扭转型室速

特点:室速发作时,QRS波群的方向与振幅环绕心电图的等电位线呈周期性改变,心率200~250次/分,室速发作前后的窦性心搏中可见QT间期延长。

第四节 肝功能监护

1. 临床观察指标（表 1–33）

表 1–33 肝功能监护临床观察指标

观察指标	意 义
黄疸	肝胆疾病最常见体征,其严重程度可协助判断肝功能损害的程度
肝脏触诊	肝功能异常者经常伴有肝脏体积的增大或缩小
移动性浊音	是诊断腹腔有无积液的主要途径
腹围测量	协助判断和了解腹水的数量

2. 常见实验室指标（表 1–34）

表 1–34 肝功能监护常见实验室指标

血液检验	正常值	意 义
血清总蛋白（STP）	60~80g/L	二者是反映肝功能的重要指标
血清白蛋白（A）	40~55g/L	增高:见于急性失水,肾上腺皮质功能减退 降低:当 STP<60g/L 或血清白蛋白低于 30g/L 称为低蛋白血症,临床上出现严重水肿及胸腔积液
血浆凝血酶原时间（PT）	11~15s	肝衰竭时明显延长
总胆红素（TBiL）	2~21μmol/L	>17.1μmol/L 但 <34.2μmol/L 为隐性黄疸或亚临床黄疸;34.2~171μmol/L 为轻度黄疸;171~342μmol/L 为中度黄疸,>342μmol/L 为高度黄疸。可协助肝胆疾病的早期诊断

续表

血液检验	正常值	意　义
丙氨酸氨基转移酶（ALT）	5~40U/L	增高：常见于急慢性肝炎、药物性肝损伤、脂肪肝、肝硬化，亦可见于心肌梗死、胆道疾病等
天冬氨酸氨基转移酶(AST)	10~40U/L	增高：常见于急慢性肝炎、中毒性肝炎、心肌梗死、心功能不全、皮肌炎等

第五节　肾功能监护

1. 常见排尿异常（表 1–35）

表 1–35　常见排尿异常

异常情况	原因分析
膀胱刺激征	尿频、尿急、尿痛、尿不尽、下腹坠痛。是炎症刺激的主要症状，常见于各种原因引起的泌尿系统感染或非感染性炎症
尿潴留	常见于尿道狭窄、梗阻、膀胱疾病或功能障碍
尿失禁	常因膀胱逼尿肌持续性张力增高和尿道括约肌过于松弛,如尿路感染、结石、肿瘤等刺激膀胱引起
尿量异常	正常人每日尿量 1000~2000ml 尿量 <400ml/24h 或 <0.5ml/（kg·h）为少尿 尿量 <100ml/24h 为无尿 少尿和无尿主要为肾小球滤过率降低 尿量 >2500ml/24h 为多尿，常见于肾小管功能不全
血尿	可由泌尿系疾病或者全身性疾病引起，可能是泌尿系统严重病变的警报
蛋白尿	成人 24h 蛋白尿 <150mg，由于肾小管吸收障碍所致

续表

异常情况	原因分析
脓尿 / 菌尿	见于泌尿系感染,如肾盂肾炎和膀胱炎
胆红素尿	见于梗阻性及肝细胞性黄疸
乳糜尿	见于丝虫病、结核、肿瘤

2. 常见实验室指标（表 1-36）

表 1-36　肾功能监护常见实验室指标

检验项目	正常值	意义
尿酸碱度	约 6.5	酸度增高见于高蛋白饮食、酸中毒、发热等;碱度增高见于碱中毒、膀胱炎等
尿比重	1.015~1.025	降低见于大量饮水、慢性肾衰竭、尿崩症;增高见于脱水,急性肾小球肾炎,少尿而比重增高,糖尿病者尿多而比重增高
肌酐清除率（Ccr）	女性 75~115ml/min 男性 85~125ml/min	可较早的反映肾小球功能的损害程度
血肌酐（Cr）	女性 44~84μmol/L 男性 59~104μmol/L	反映肾小球滤过功能损害的程度
尿素氮（BUN）	3.2~7.1mmol/L	

3. 内生肌酐清除率 Cockcroft-Gault 方程

$$男性\ Ccr(ml/min) = \frac{(140-年龄) \times 理想体重}{Cr(μmol/L) \times 0.818}$$

注:女性最后乘以 0.85

临床意义:

Ccr 低于参考值的 80% 以下者,表示肾小球滤过功能减退

34

Ccr 51~70ml/min,为肾功能轻微损害

Ccr 31~50ml/min,为肾功能中度损害

Ccr 30ml/min 以下,为肾功能重度损害

Ccr 11~20ml/min,为早期肾功能不全

Ccr 6~10ml/min,为晚期肾功能不全

Ccr 5ml/min,为肾功能不全终末期

4. 肾衰指数（Rensl Failure Index,RFI）

$$肾衰指数（RFI）= \frac{尿钠（mmol/L）\times 血肌酐（mg/dL）}{尿肌酐（mg/dL）}$$

注:正常值在 1 以下;肾性急性肾衰竭时,一般在 1 以上;肾前性在 1 以下

第六节　凝血功能监护

1. 临床观察

患者存在出血倾向,如小伤口出血不止,已停止出血的伤口再次出血,小的针孔渗血,甚至无明显诱因出现皮下大片瘀斑。消耗性凝血病早期可能有高凝表现,但容易被忽略。

2. 常见实验室指标（表 1-37）

表 1-37　凝血功能监护常见实验室指标

检验项目	正常值	意义
凝血酶原时间（PT）	11~15s	延长:先天或后天凝血因子缺乏 缩短:见于血液高凝状态
活化部分凝血活酶时间（APTT）	33.3~40.3s	延长:凝血因子缺乏、凝血酶原重度减少、纤维蛋白原严重减少,应用抗凝药物等
纤维蛋白原（Fib）	2~4g/L	增高:糖尿病、急性心肌梗死、急性感染、休克、大手术后等 降低:DIC 原发性纤溶症、重症肝炎、肝硬化等

续表

检验项目	正常值	意义
血小板(PC)	(125~350)× 10^9 个 /L	减少:血小板生成障碍,血小板破坏或消耗增多;血小板分布异常。 增多:原发性增多,反应性增多
D-二聚体	<500μg/L	增高:见于血栓性疾病和消耗性凝血病等继发性纤溶疾病

3. 国际血栓和止血协会(The International Society for Thrombosis and Haemostasis, ISTH)评分系统(表 1–38)

ISTH 评分对现行弥散性血管内凝血(disseminated intravascular coagulation, DIC)的敏感性为 91%~97%,评分增加与病死率显著相关,并且对病死率的预测价值高于 APECH Ⅱ评分。

表 1–38 ISTH 评分系统

评分项目	0 分	1 分	2 分
血小板计数(×10^9 个 /L)	>100	<100	<50
纤维蛋白相关标志物	不高	轻度增高	明显增高
凝血酶原时间延长	<3s	>3s 但 <6s	>6s
纤维蛋白原水平	>1g/L	<1g/L	

注:统计积分,如积分 >5,符合 DIC,每日重复做检测;积分 <5,提示(但不能肯定)为非明显性 DIC,每 1~2 日重复检测。

第七节 创伤患者评估

1. 骨折类型和特点(表 1–39)

表 1–39 骨折类型和特点

类型	临床特点
青枝骨折	一种不完全骨折,骨骼变弯曲,正常外形被破坏,常见于儿童,愈合较快
横断骨折	骨折线与骨干纵轴接近垂直

续表

类型	临床特点
斜形骨折	骨折线与骨干纵轴呈一定角度
螺旋骨折	骨折线呈螺旋状
粉碎骨折	骨折块呈粉碎状
嵌插骨折	一骨折块嵌插入另一骨折端
压缩骨折	骨骼被压缩变形

2. 带有石膏患者的神经、血管评估（表1-40）

表1-40　带有石膏患者的神经/血管评估

项目	具体内容
运动	患者能否容易地移动趾/指端或肢体
颜色	颜色是粉红还是苍白
麻木	患者是否主诉麻木或在感染区有发麻感
水肿	石膏周围有无水肿
感觉	患病部位有无触觉
温度	石膏周围暴露部位是温暖还是冰凉

3. 颅脑损伤严重程度评估（表1-41）

表1-41　颅脑损伤严重程度评估

分型	GCS评分	临床特点
轻型	13~15	主要指单纯性脑震荡，有或无颅骨骨折。昏迷时间30min内，有轻微头痛、头晕等自觉症状，神经系统和脑脊液检查无明显改变
中型	9~12	主要指轻度脑挫裂伤，有或无颅骨骨折及蛛网膜下隙出血，无脑受压者。昏迷时间不超过12h，有轻微的神经系统阳性体征，体温、呼吸、脉搏、血压有轻微变化

续表

分型	GCS 评分	临床特点
重型	6~8	主要指广泛颅骨骨折,广泛脑挫裂伤,脑干损伤或颅内血肿。深昏迷,并昏迷时间12h以上,意识障碍逐渐加重或再次出现昏迷,有明显神经系统阳性体征,体温、呼吸、脉搏、血压有明显变化
特重型	3~5	颅脑原发损伤严重,或伴其他部位脏器损伤、休克等。表现为伤后即深昏迷,去大脑强直,双侧瞳孔散大,生命体征严重紊乱或呼吸已近停止及已有脑疝晚期

4. 严重多发创伤评估流程（表 1–42）

严重多发创伤后 1h 内的死亡率约占 50%,第 2~4h 死亡率为 30%。早期生命支持应按照"先救治后诊断"或者"边救治边诊断"的原则进行。早期强调"简洁不耽误",病情稳定后强调"全面不遗漏"。严重创伤应强调早期至少全身检查 3 次。

表 1–42 严重多发创伤评估流程

	要点	实施
初次评估	保证气道通畅和颈椎稳定	运用双手托颌法开放气道,必要时安置口咽通气管或者气管插管。怀疑颈椎损伤者可以借助外物将头部固定在脊椎板上
	保证氧供	高流量吸氧,必要时进行辅助通气,积极处理血、气胸
	保持循环稳定,控制出血	迅速止血并建立 2 条及以上大的静脉通道以快速补液,予平卧
	神经损伤功能评估	对于意识丧失者,应立即查看瞳孔反射,并进行主要的神经系统检查与评估

续表

要点		实　施
第二次评估		明确各部位需要急诊手术或损伤控制的创伤，关注二次出血的风险
全面评估	颅腔	观察神志瞳孔的变化，患者有无突发的意识改变和头痛加重以及呕吐等情况，判断是否有颅内损伤进行性变化
	胸腔	患者呼吸是否更加急促，出现胸闷痛、心律失常等情况，判断是否存在延迟性胸腔出血、有无心脏压塞等
	腹腔	是否出现血尿血便、血色素急剧下降、腹痛加剧等情况，判断腹腔内实质性脏器出血是否有效控制，空腔脏器破裂导致的污染和出血有无漏诊等
	盆腔	是否存在不稳定骨盆骨折、腹膜后血管、脏器损伤导致的进行性血肿（此处应重点再次结合影像及 B 超检查）
	下肢长骨骨折	可能因为昏迷或脊髓损伤无感觉而无症状，应对照检查双侧肢体的长度和形态

5. 创伤评分

5.1　改良早期预警评分（modified early warning score，MEWS）（表 1-43）

表 1-43　改良早期预警评分（MEWS）

项目	0 分	1 分	2 分	3 分
收缩压 mmHg	101~199	81~100	≥200 或 71~80	<70
心率次 / 分	51~100	41~51 或 101~110	<40 或 111~129	>130

续表

项目	0分	1分	2分	3分
呼吸 次/分	9~14	15~20	21~29 或<9	≥30
体温 ℃	35~38.4		<35 或 >38.5	
意识状态	警醒	对声音有反应	对疼痛有反应	无反应

注:0~3分病情稳定

4分病情可能恶化

5~7分病情重、潜在危险大

≥8分病情危重死亡的危险性增加

当患者的 MEWS 评分达到单项 3 分或总分 5 分应报告医生

5.2　CRAMS 评分(circulation, respiration, abdomen, motor, speech, CRAMS)

表 1-44　CRAMS 评分

项目	2分	1分	0分
循环	毛细血管充盈正常和收缩压 >100mmHg	毛细血管充盈延迟或收缩压 85~100mmHg	毛细血管充盈消失或收缩压 <85mmHg
呼吸	正常	异常(费力、浅或>35次/分)	无
胸腹部	腹或胸无压痛	腹或胸有压痛	腹肌抵抗、连枷胸或胸腹有穿通伤
运动	正常或服从命令	仅对疼痛有反应	固定体位或无反应
语言	正常自动讲话	乱语或不恰当	语言无或不可理解

注:9~10分为轻伤;7~8分为重伤;≤6分为极重伤;分值越低,病死率越高。

5.3 修订创伤评分（revised trauma score，RTS）

表 1-45 修订创伤评分（RTS）

CV	GCS	SBP（mmHg）	RR
4	13~15	>89	10~29
3	9~12	76~89	>29
2	6~8	50~75	6~9
1	4~5	7.5~49	1~5
0	3	0	0

注：RTS = 呼吸频率 + 血压评定 +GCS 昏迷指数。RTS>11 分诊断为轻伤，RTS≤11 分诊断为重伤

第八节 烧伤患者评估

1. 烧伤分类
热力性烧伤、电力性烧伤、化学性烧伤、放射性烧伤。

2. 九分法估计烧伤面积（表 1-46，图 1-31）

表 1-46 九分法烧伤面积评估

部位		成人面积（%）		儿童面积（%）
头颈	发部	3%	9 × 1=9	9+（12- 年龄）
	面部	3%		
	颈部	3%		
双上肢	双手	5%	9 × 2=18	18
	双前臂	6%		
	双上肢	7%		
躯干	躯干前	13%	9 × 3=27	27
	躯干后	13%		
	会阴	1%		

续表

部位		成人面积（%）		儿童面积（%）
双下肢	双臀	5%	9×5+1=46	46-（12-年龄）
	双大腿	21%		
	双小腿	13%		
	双足	7%		

记忆歌诀

烧伤面积九分法

三三三五六七，

十三十三二十一。

双臀占五会阴一，

小腿十三双足七。

解释：

　　发、面、颈部均是 3%，双手 5%、双前臂 6%、双上臂是 7%，躯干前 13%、躯干后 13%、双大腿 21%，双臀 5%，会阴 1%，小腿 13%，双足 7%。

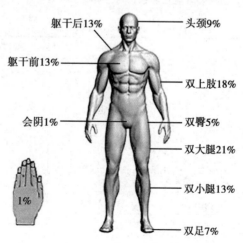

图 1-31　烧伤面积估算简图

3. 烧伤严重度分级表（表1-47）

表1-47　烧伤严重度分级表

分类	判断依据
轻度烧伤	成人：TBSA<15%，小儿 TBSA<10% 以及三度烧伤面积 <5%，不伴有特殊部位及功能部位烧伤
中度烧伤	成人：TBSA15%~30%，小儿 TBSA10%~20% 以及三度烧伤面积 <10%，不伴有特殊部位及功能部位烧伤
重度烧伤	成人：TBSA>30%，小儿 TBSA>20% 或三度烧伤面积 >10%，或伴有特殊部位及功能部位烧伤，或高压电烧伤，或伴有吸入性损伤及严重创伤，或化学烧伤合并重度
特重烧伤	成人烧伤面积 >75% 或三度烧伤面积 >50% 或小儿烧伤面积 >50% 或三度烧伤面积 >30%、严重合并伤和入院时已经出现脓毒症和脏器功能障碍或休克时应纳入特重烧伤

注：TBSA：烧伤面积占体表总面积的百分比

4. 烧伤深度分级（表1-48）

表1-48　烧伤深度分级

烧伤程度		临床特点
Ⅰ度		仅伤及表皮浅层，生发层健在。表面红斑、干燥、烧灼疼痛感剧烈，一般 3~7 天痊愈，无瘢痕或仅有短时间色素沉着
Ⅱ度	浅Ⅱ度	伤及表皮层的生发层，真皮层的乳头层，局部红肿明显，有水疱形成，水疱剥脱后，创面红润、潮湿、疼痛剧烈。7~14 天可愈合，仅有局部色素沉着改变
	深Ⅱ度	伤及皮肤的真皮层，有水疱，剥脱后创面湿，红白相间，痛感迟钝，有残存的皮肤附件。无感染者 3~4 周可修复，有瘢痕增生，不能自愈者需植皮
Ⅲ度		损及皮肤全层甚至皮下、肌肉或骨骼。创面无水疱，如皮革状，痂下血管栓塞，痛觉消失，常需要植皮，瘢痕增生挛缩，甚至畸形

> **记忆歌诀**
>
> 　　烧伤补液原则
> 　　先快后慢，
> 　　先盐后糖，
> 　　先晶后胶，
> 　　见尿补钾，
> 　　适时补碱。

第九节　日常评估

1. 皮肤的评估（表1-49）

表1-49　皮肤的评估

颜色	可能原因	温度/湿度	可能原因
粉红	正常	温暖	正常
面部和（或）肢端皮肤颜色灰色/苍白	循环血量不足，组织缺氧	热	发热、日晒、体温过高、剧烈运动和出汗后
紫灰色/发绀	气体交换不足，低血氧	凉	休克早期、发热、虚脱
潮红	高血压、一氧化碳中毒、高热、中暑、日晒、过敏反应	冷	休克、低体温、冻疮
黄疸	肝病或肝功能障碍	干燥	正常

2. 不同营养状况的身体征象（表1-50）

表1-50　不同营养状况的身体征象

项目	营养良好	营养不良
外貌	发育良好，精神状态佳，有活力	消瘦，发育不良，缺乏兴趣，疲劳
皮肤	有光泽，弹性好	无光泽，干燥，弹性差，肤色过淡或过深

续表

项目	营养良好	营养不良
毛发	浓密,有光泽	缺乏自然光泽,干燥稀疏
指甲	粉色、坚实	粗糙,无光泽,易撕裂
口唇	柔润、无裂口	肿胀、口角裂、口角炎症
肌肉和骨骼	肌肉结实、皮下脂肪丰满、有弹性,骨骼无畸形	肌肉松弛无力,皮下脂肪薄,肋间隙及锁骨上窝凹陷,肩胛骨及髂骨突出

3. 水肿凹陷程度评估（表 1–51）

表 1–51　水肿凹陷程度评估

程度	临床特点
轻度	水肿仅发生于眼睑、眶下软组织、胫骨前、踝部皮下组织,指压后可出现组织轻度凹陷,平复较快
中度	全身疏松组织均有可见性水肿,指压后可出现明显的或较深的组织凹陷,平复缓慢
重度	全身组织严重水肿,身体低垂部皮肤紧张发亮,甚至可有液体渗出,有时可伴有胸腔、腹腔、鞘膜腔积液

4. 心源性水肿与肾源性水肿的鉴别（表 1–52）

表 1–52　心源性水肿与肾源性水肿的鉴别

鉴别点	肾源性水肿	心源性水肿
病因	肾炎、肾病综合征等	右心功能不全
开始部位	从眼睑及面部开始,进而发展到全身	一般从足背部开始,向上延及全身,有对称性
发展快慢	发展迅速	发展较缓慢
水肿性质	软而移动性大	比较坚实,移动性较小
伴随症状	伴有其他肾脏病特征,如有蛋白尿、高血压、贫血等	伴有心功能不全病征,如心脏增大、心杂音、肝肿大、静脉压升高等

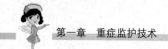

5. 3 种脱水类型的比较(表 1–53)

表 1–53 3 种脱水类型的比较

项目	高渗性脱水	低渗性脱水	等渗性脱水
发病原理	水摄入不足或丧失过多	体液丧失而单纯补水	水和钠等比例丧失而未予补充
发病原因	细胞外液高渗,细胞内液丧失为主	细胞外液低渗,细胞外液丧失为主	细胞外液等渗,以后高渗,细胞内外液均有丧失
主要表现和影响	口渴、尿少、脑细胞脱水	脱水体征、休克、脑细胞水肿	口渴、尿少、脱水体征、休克
血清钠(mmol/L)	150 以上	130 以下	130~150
尿氯化钠	有	减少或无	减少,但有
治疗	补充水分为主	补充生理盐水或 3% 氯化钠溶液	补充偏低渗的氯化钠溶液

第二章

常见操作技能

第一节 心肺脑复苏技术

1. 心肺脑复苏技术分级（表 2-1）

表 2-1　心肺脑复苏技术分级

	目的	主要技术
基础生命支持	维持人体重要脏器的基本血氧供应，直至延续到建立高级生命支持或恢复自主心跳和呼吸	（1）胸外按压 （2）开放气道 （3）人工呼吸 （4）体外除颤
高级生命支持	在 BLS 基础上应用特殊仪器及技术建立和维持有效的呼吸、循环功能，建立有效的静脉通路，改善并保持心肺功能及治疗原发病	（1）建立人工气道与呼吸支持 （2）建立静脉通道及药物抢救治疗 （3）运用各种手段对血流动力学及肝肾功能进行监测
继续生命支持	在建立与维持更有效的通气和血液循环后，使用药物、设备和其他手段维持机体内环境，改善并维持各器官的功能，最大限度加速神经系统功能的恢复，使患者重新获得生活和工作的能力	（1）脑复苏、药物治疗、温度控制 （2）维持循环功能 （3）维持呼吸功能 （4）纠正酸中毒和电解质紊乱 （5）抗感染治疗 （6）防治肾衰竭

2. 基础生命支持步骤（图 2-1，图 2-2，表 2-2）

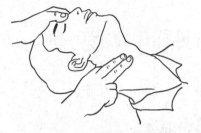

心肺复苏四个早期：
早期除颤
有效不间断的心脏按压
有效人工呼吸
建立紧急医疗服务系统

图 2-1　触摸颈动脉搏动

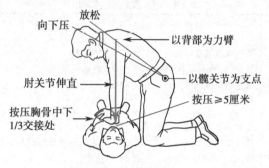

放松
向下压
以背部为力臂
肘关节伸直
以髋关节为支点
按压≥5厘米
按压胸骨中下1/3交接处

图 2-2　胸外按压

表 2-2　心肺复苏指南关键基础生命支持步骤总结

内容	建议		
	成人	儿童	婴儿
识别	无反应		
	没有呼吸	不呼吸或仅仅是喘息	
	对于所有年龄，在 10s 内未扪及脉搏		
程序	C–A–B（按压 – 开放气道 – 人工呼吸）		
按压部位	胸骨中下 1/3 交界处，常见两乳头连线中点		
按压速率	每分钟 100~120 次		
按压幅度	至少 5cm	大约 5cm	大约 4cm

续表

内容	建议		
	成人	儿童	婴儿
胸廓回弹	保证每次按压后胸廓回弹，医务人员每2min交换		
按压中断	尽量减少中断，每次中断不超过10s		
开放气道	仰头抬颌法（怀疑有颈椎损伤者用推举下颌法），清除气道分泌物		
按压通气比	30∶2	30∶2 单人施救者 15∶2 两人施救者	
除颤能量	单项波360J或双向波200J	首剂量2J/kg，后续电击4J/kg或更高级别能量，但不超过10J/kg或成人最大剂量。	
除颤位置	左侧第五肋间与腋中线交界处和胸骨右缘第二肋间		
除颤时机	尽快连接并使用AED，尽可能缩短电击前后的胸外按压中断时间		

第二节 降温技术

1. 成人正常体温（表2-3）

表2-3 成人正常体温

测量部位	平均温度	正常范围
口温	37.0℃	36.3~37.2℃
肛温	37.5℃	36.5~37.7℃
腋温	36.7℃	36.0~37.0℃

2. 成人体温分级（表2-4）

表2-4 成人体温分级

程度分级	温度范围
超高热	41.1℃以上
高热	39.1~41℃
中等热	38.1~39.0℃

49

续表

程度分级	温度范围
低热	37.3~38.0℃
轻度低温	33~35℃
中度低温	28~32℃
深度低温	17~27℃
超深低温	16~0℃

3. ICU 常见发热原因（表 2-5）

表 2-5　ICU 常见发热原因

感染	非感染
导管相关性感染	手术后炎症反应
菌血症	输血
呼吸机相关性肺炎	药物热
鼻窦炎	血栓栓塞性疾病
尿路感染	无石性胆囊炎
伤口感染	脑出血
心内膜炎	急性呼吸窘迫综合征
难辨梭菌性肠炎	肾上腺皮质功能不全
	甲状腺危象
	血管炎
	急性胰腺炎
	血肿
	通风
	酒精戒断
	肿瘤性发热
	烧伤
	肠系膜血管缺血

4. 常见降温方法（表2-6）

表2-6 常见降温方法

降温方法	要点
冰袋、冰囊降温	适用：体温在39℃以上 持续时间：每次不超过30min，中间间隔1h 部位：前额、颈部、腋窝、腹股沟及腘窝 禁忌枕后、耳廓、心前区、腹部、足底
冷湿敷法	适用：体温在38.1~39℃
冰帽、冰机降温法	适用：脑损伤、脑水肿的患者 持续时间：可持续使用 观察要点：肛温33℃，不低于30℃ 预防：后颈部、双耳廓、双耳道冻伤
酒精、温水擦浴	酒精浓度：35%~40% 温度：水温38~40℃；酒精32℃ 部位：腋窝、肘窝、手心、腹股沟、腘窝；禁擦后背、胸前区、腹部和足底 禁忌：对有出血倾向皮疹、皮下出血点及伴有皮肤性损害的患者禁用酒精擦浴，特别是白血病患者
灌肠降温法	适用：温水擦浴和酒精擦浴都不能降温的患者 灌肠液：一般可选用28~32℃等渗盐水或4℃等渗盐水 方法：保留30min后排出，排便后30min测体温
控温毯降温法	适用：体温上升至40℃的患者 方法：降温幅度每小时0.5~1℃
静脉降温法	适用：下丘脑功能紊乱所致的中枢性高热患者 温度与速度：4~10℃液体，每分钟40~60滴
药物降温	冬眠合剂

5. 亚低温治疗

5.1 定义

亚低温治疗又称冬眠疗法或人工冬眠，它是利用对中枢神经系统具有抑制作用的镇静药物，使患者进入睡眠状态，再配合物理降温,使患者体温处于一种可控性的低温状态。一般轻、中度低温定义为亚低温。

5.2　目的

亚低温治疗可使中枢神经系统处于抑制状态,对外界及各种病理性刺激的反应减弱,对机体产生保护作用;降低机体新陈代谢及组织器官氧耗;改善血管通透性,减轻脑水肿及肺水肿;提高血中氧含量,促进有氧代谢;改善心肺功能及微循环。

5.3　护理措施

（1）通过测量直肠温度来监测患者目标体温是否达到。刚开始时 0.5h 测量肛温 1 次并记录,稳定后改为 1h1 次,一旦低于 32℃应立即停止降温,甚至采取复温措施。

（2）体温降低 1℃,心输出量减少 5%。维持平均动脉压大于 80mmHg,心率 >60 次 / 分,呼吸 18~22 次 / 分,以保证重要生命器官的血液供应,一旦发现心律失常应及时报告医生并处理。

（3）保持导尿管通畅,防止泌尿系统感染;严密观察患者尿液的颜色、性状和量,定时监测生化参数,特别注意镁、钾、钙的变化,防止电解质紊乱。

（4）定期监测凝血四项,同时注意观察皮肤及黏膜有无出血。

（5）保持呼吸道通畅,加强呼吸道管理,防止肺部感染。

第三节　机械通气技术

1. 气管插管

1.1　气管插管指征

（1）严重低氧血症或高碳酸血症,或其他原因需较长时间机械通气,又不考虑气管切开。

（2）不能自主清除上呼吸道分泌物、胃内反流物或出血,有误吸危险。

（3）下呼吸道分泌物过多或出血,且清除能力较差。

（4）存在上呼吸道损伤、狭窄、阻塞、气管食管瘘等严重影响正常呼吸。

（5）患者突然出现呼吸停止,需紧急建立人工气道进行机械通气。

1.2　气管插管的选择（表2-7）

表2-7　气管插管的选择

年龄	内腔直径 mm	导管深度 cm
成年男性	8~9	22~24
成年女性	7~8	21~23
小儿（>1岁）	年龄/4+4	年龄/2+12
未成熟儿	2.5~3	9~10
新生儿（足月）	3.0~3.5	11~12

注:导管深度指经口气管插管自中切牙到插管末端的距离,经鼻气管插管较经口气管插管小0.5~1号,深度再加3~4cm

1.3　气囊的管理

（1）气囊压力:理想的气囊压力为保持有效封闭气囊与气管间隙的最小压力,一般为25~30cmH$_2$O。推荐采用自动充气泵维持气囊压;无该装置时每隔6~8h使用气囊测压表进行手动测气囊压,每次测量时充气压力宜高于理想值2cmH$_2$O;注意及时清理测压管内的积水。

（2）漏气的判断

听:有无漏气声,发音。

看:口、鼻有无气体溢出。

试:气囊放气量与充气量是否相等。

查:套管位置有无改变致漏气,潮气量、压力改变。

（3）最小闭合容量技术（minimal occlusive volume, MOV）操作方法:①将听诊器放于甲状腺侧,同时向气囊内缓慢注气,听不到漏气为止;②抽出0.5ml气体,又可闻及漏气声;③再从0.1ml开始注气,直到吸气听不到漏气声为止。不宜常规采用最小闭合技术给予气囊充气,在无法测量气囊压的情况下,可临时使用。

（4）最小漏气技术（minimal leak technique, MLT）操作方

法：①同 MOV ①；②以 0.25~0.5ml 每次进行气囊放气,直到有少量气体漏出为止。气囊充气后容许不超过 10% 潮气量的气体通过套囊与气管壁之前的空隙漏出。

1.4 气管插管操作步骤（表 2–8）

表 2–8 气管插管操作步骤

操作步骤	要点说明
准备导管	规格恰当、检查气套囊是否漏气,导丝塑型,润滑
准备喉镜	选择合适形状和大小的喉镜镜片,检查光源后关闭,放置备用
其他备物	备牙垫、固定胶布和听诊器
摆放体位	仰卧位,用抬颏推额法,使镜片和气管在一条直线上,取出假牙,清除口腔分泌物
加压去氮给氧	简易呼吸器面罩加压给纯氧 2~3min,使血氧饱和度保持在 95% 以上
暴露声门	暴露患者的口、悬雍垂、咽和会厌,挑起会厌,暴露声门
插入气管导管	将气管导管沿着镜片插入口腔,并对准声门送入气管内 1cm 后,助手协助拔除导丝
确认导管位置	简易呼吸器通气,通气时观察双侧胸廓有无对称起伏,并用听诊器听诊双肺呼吸音对称与否
固定导管	用胶布以"八字法"将牙垫与气管导管固定于面颊
再次确认位置	X 线片照射或者纤维支气管镜治疗

1.5 气管插管护理常规

（1）妥善固定,保持正常位置。

（2）防止漏气。

（3）做好气道湿化,目前提倡采用主动加热湿化器。

（4）保持气道通畅,按需吸痰。

（5）预防肺部感染。

（6）视情况给予镇静镇痛,做好心理护理。

（7）每日评估,尽早拔管。

1.6 气管插管常见并发症(表2-9)

表2-9 气管插管常见并发症

时机	可能的并发症
插管即时	牙齿及口腔软组织损伤 气管导管误入食管 高血压及心动过速、心律失常
留置期间	导管梗阻、导管脱出 气管痉挛、吸痰损伤 误入单侧主支气管
拔管时	喉痉挛、气管塌陷 误吸胃内容物或异物阻塞
拔管后	咽炎、喉炎、上颌窦炎、 肺部感染、喉头水肿 声带麻痹、气管狭窄

2. 有创正压通气

当患者经积极治疗后病情仍然恶化,呼吸频率 >35~40 次/分或 <6~8 次/分,或呼吸节律异常,或自主呼吸微弱、消失;$PaO_2 < 50mmHg$(尤其充分氧疗后),$PaCO_2$ 进行性升高,pH 动态下降,患者可能出现意识障碍时应积极进行呼吸机治疗(图2-3~图2-8)。

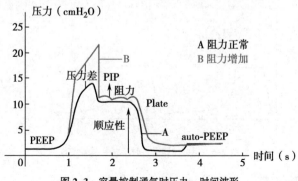

图2-3 容量控制通气时压力-时间波形

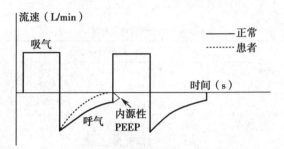

图 2-4 容量控制通气时流速 – 时间波形

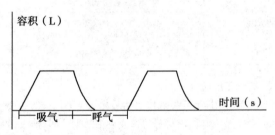

图 2-5 容量控制通气时容积 – 时间波形

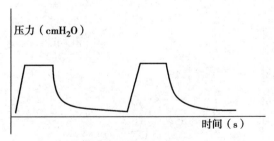

图 2-6 压力控制通气时压力 – 时间波形

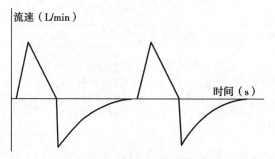

图 2-7　压力控制通气时流速 – 时间波形

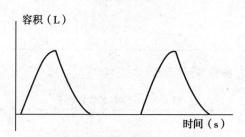

图 2-8　压力控制通气时容积 – 时间波形

2.1　常见通气模式（表 2-10）

表 2-10　常见通气模式

常用通气模式	参数设置	特点
辅助 – 控制（AC）	潮气量、呼吸频率、流速	潮气量由呼吸机控制,呼吸频率由患者控制。适用于无自主呼吸或自主呼吸微弱者
同步间歇指令通气（SIMV）	潮气量、呼吸频率、流速	具有一定自主呼吸能力者,向撤机过渡,若无自主呼吸,与 AC 同义
压力控制（PCV）	驱动压、吸气时间、呼吸频率	AC 或 SIMV 下可设定（每一次呼吸给予设定的驱动压支持）
压力支持通气（PSV）	驱动压、气流上升速度、呼气灵敏度	多用于撤机。如果压力调节不当或者肺顺应性改变可出现通气过度或通气不足

续表

常用通气模式	参数设置	特点
适应性支持通气（ASV）	分钟通气百分数、气道压报警上限值、体重	持续自动检测每次呼吸的顺应性、气道阻力、呼吸时间常数等指标，根据最低做功原理自动调整潮气量和呼吸频率
呼气末正压（PEEP）		防止肺泡早期闭合，减少肺内渗出，增加功能残气量，呼气末小气道开放，利于二氧化碳排出，过高可降低心排血量

2.2 呼吸机基本参数（表2-11）

表2-11 呼吸机基本参数

参数	定义	备注
潮气量（VT）	每次吸入或呼出的气体量，成人一般 8~10ml/kg，小儿 10~12ml/kg 吸气时间 × 峰流速 = 潮气量	急性呼吸窘迫综合征、阻塞性肺病 5~8ml/kg
呼吸频率（f）	成人 12~15 次/分，儿童 15~25次/分，婴儿新生儿25-35次/分	呼吸频率 × 潮气量 = 分钟通气量（MVT）
氧浓度（FiO_2）	一般在 21%~100% 之间可调	设置一般取决于 PaO_2 的水平、PEEP 水平、平均气道压等
压力支持（PS）	吸气时给予一定的压力帮助患者，以克服气道阻力及扩张肺成人 12~20cmH_2O 小儿 12~15cmH_2O	仅适用于 SIMV、SPONT 模式的自主呼吸，是加在 PEEP 上面的值，仅对自主呼吸有影响

续表

参数	定义	备注
触发灵敏度（SENS）	只在辅助通气中,靠患者自主呼吸的初始动作使吸气管路中产生负压,当管道中基础气流下降到 SENS,触发呼吸机产生一次送气 压力触发灵敏度 −1~−2cmH$_2$O 流速触发灵敏度 1~3L/min	触发灵敏度绝对值越小,灵敏度越高,越容易误触发从而人机对抗,反之出现呼吸做功增加,不能触发及通气不足
峰值流速（V$_{max}$）	容量控制通气模式潮气量输送的最大速率。一般将吸气流速调至 20~60L/min	吸气时间取决于流量、潮气量、容量通气中的流量方式
吸气时间（TI）及吸/呼比（I:E）	TI 为呼吸周期25%（成人0.8~1.2s）维持 I:E 为 1:1~1:4	阻塞性通气功能障碍 I:E 为 1:2.5~1:4,限制性通气障碍 I:E 为 1:1~1:2

2.3　报警设置（表2-12）

表2-12　呼吸机常见报警设置

报警	设定方法
分钟通气量（MV 或 V$_{E\ TOT}$）	上（下）限:高（低）于设定或目标分钟通气量的10%~15%
呼气潮气量（VET）	上（下）限:高（低）于设定或目标分钟通气量的10%~15%
气道压（P$_{mean}$）	上（下）限:高（低）于平均气道压 5~10cmH$_2$O
通气频率（f）	上（下）限:机控时设定值上（下）5次/分,撤机时视情况而定
氧浓度（FiO$_2$）	设定值上（下）5%~10%

2.4　呼吸机常见报警原因及处理（表2-13）

呼吸机报警时的检查顺序:

（1）检查患者是否存在呼吸窘迫,通气不足的状况。

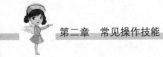

（2）检查管路是否有漏气、积水、打折。

（3）检查参数设置、报警设置是否合适。

（4）必要时将患者与呼吸机脱离，手动通气。

表2-13　呼吸机常见报警原因及处理

报警内容	常见原因分析	处理
电源报警（LOSS AC POWER）	外部电源断开或内部电池未充电	将呼吸机与患者断开并与简易呼吸器支持，同时修复电源
气源报警 NO O_2/ AIR SUPPLY	压缩空气或氧气压力低；FiO_2分析错误	将呼吸机与患者断开，给予简易呼吸器支持，同时检查调整或更换气源，校对 FiO_2 分析仪
呼出分钟通气量高 ↑ V_E TOT	机器：报警设置不合理，设潮气量 VT 过大，f 过快、PSV 压力过高、流量传感器故障 患者：缺氧、中枢性呼吸兴奋、疼痛刺激等导致呼吸过快；人机对抗使通气量超过预设上限 管道：呼吸机滤网阻塞、雾化	机器：合理设置报警限及参数；更换流量传感器 患者：针对原因处理 管道：清洗或更换滤网
呼出分钟通气量低 ↓ V_E TOT	机器：报警设置不合理，设 VT 过小，呼吸频率太慢，压力切换或压力支持设定太低，吸气流速慢，流量传感器故障 患者：气道阻力过高，呼吸肌力不足，呼吸频率过慢 管道：人工气道部分或者全部脱出，气囊充气不足或漏气，管道系统漏气，管道扭曲或阻塞、管道积水过多	机器：合理设置报警限及参数，更换流量传感器 患者：判断患者呼吸状况，针对原因处理 管道：查漏气原因，及时处理

续表

报警内容	常见原因分析	处理
气道峰压过高 ↑ P_{PEAK}	机器:报警设置过低,设潮气量过大,吸气时间过短,流速过快,压力支持过高,呼吸机呼气阀不能充分打开 患者:支气管痉挛,分泌物积聚,肺弹性降低,人机对抗,气胸 管道:人工气道扭曲,气管导管进入一侧支气管、被咬扁,管道扭曲打折;呼吸机管道内积水	机器:合理设置报警限及参数,检查呼气阀 患者:消除气道阻塞原因,重视人工气道的护理,判断有无气胸 管道:逐项消除引起管道阻塞的原因
气道峰压过低 ↓ P_{PEAK}	机器:报警设置不合理,设VT过小,吸气时间长,流速慢,压力支持设定太低;容控时潮气量或流量过低、脱管灵敏度(Dsens)设置过高 患者:吸气努力增加、气管食管瘘 管道:人工气道部分或者全部脱出,气囊充气不足或漏气,管道系统漏气	机器:合理设置报警限及参数 患者:判断患者呼吸状况,针对原因处理 管道:查漏气原因,及时处理
窒息报警 APNEA	机器:触发灵敏度过高、报警设置、压力和流量传感器异常患者:脱离呼吸机或患者无力触发、呼吸频率过慢、无自主呼吸等 管道:阻力过大患者难以触发	患者:治疗原发病,更改呼吸机模式及参数设置 管道:正确连接
氧浓度报警 ↑ $O_2\%$/ ↓ $O_2\%$	压缩空气或氧气供应不足,氧电池耗尽或位置不合适	校正氧浓度,查空氧供应,换氧电池

续表

报警内容	常见原因分析	处理
呼吸增快 ↑ f_{TOT}	患者：代谢需要增加、缺氧、高碳酸血症、酸中毒、疼痛、害怕、焦虑 管道：积水抖动、漏气误触发 机器：支持过低、触发灵敏度设置过低、报警限设置过低	监测动脉血气，对症治疗，解释并安慰患者
阻塞 OCCLUSION	管道：扭曲、打折、压扁；过滤器未定时更换、污物或湿透造成透气性降低	检查管路、过滤器是否堵塞
管道脱落 CIRCUIT DISCONNECT	管道：人工气道气囊漏气；管路脱落或漏气过大	检查气囊和管道
人机对抗 （可能出现多项报警）	患者：自主呼吸增强、高热、抽搐、疼痛、体位不适；心肺功能改变、缺氧加重 管道：人工气道固定不通畅、移位、管道受牵拉刺激患者； 呼吸机：同步性差，触发灵敏度调节不当，其他参数设置不当	取得患者理解合作，改变卧位，积极治疗原发病，保持呼吸道通畅，调整呼吸机参数，合理固定气管插管和呼吸机管道；必要时止痛、镇静

2.5　气道湿化效果的判断（表2-14）

表2-14　人工气道湿化效果的判断

程度	标　准
湿化满意	分泌物稀薄，能顺利通过吸引管，导管内没有结痂，患者安静，呼吸道通畅
湿化不足	分泌物黏稠（有结痂或黏液块咯出），吸引困难，可有突然的呼吸困难，发绀加重
湿化过度	分泌物过分稀薄，咳嗽频繁，需要不断吸引，听诊肺部和气管内痰鸣音多，患者烦躁不安，发绀加重

2.6 有创机械通气护理常规

（1）患者一般生命体征及血气监测。

（2）观察机械的正常运转和各项指标。

（3）妥善固定人工气道及管路。

（4）做好人工气道湿化及按需吸痰。

（5）预防呼吸机相关性肺炎。

（6）做好镇静、镇痛及心理护理。

2.7 常见并发症（表2–15）

表2–15 机械通气常见并发症

分类	具体内容
呼吸系统	气压和容积损伤：肺泡上皮损伤、肺泡破裂、气胸、纵隔气肿 呼吸机相关性肺炎 呼吸机依赖 通气不足、通气过度
消化系统	上消化道出血 肝功能损害
中枢神经系统	颅内压升高
泌尿系统	肾功能损害 水钠潴留
循环系统	心输出量下降、脏器供血不足

2.8 撤机规范化流程

（1）撤机条件判断（表2–16）

表2–16 每日筛查判断患者是否具备撤机前提条件

指标	具体内容
原发疾病	导致呼吸衰竭的基础疾病好转，无新发疾病
氧合充分	在低呼吸末正压（PEEP）≤5~8cmH$_2$O情况下氧合指数（PaO$_2$/FiO$_2$）>150~200mmHg，同时pH≥7.25

续表

指标	具体内容
血流动力学稳定	无活动性的心肌缺血，无低血压(患者无需使用血管活性药物维持血压或仅使用小剂量的血管活性药如多巴胺或多巴酚丁胺 <5μg/(kg·min))
自主呼吸触发	患者有自主呼吸出发
如患者未能满足上诉条件，则在次日继续进行筛查	

（2）撤机规范化流程相关试验（表2-17）

表2-17　撤机规范化流程相关试验

试验	具体操作步骤
自主唤醒试验（SAT）	（1）筛查：若患者24h内无酒精戒断症状、躁动频繁、肌肉麻痹、心肌缺血、颅内压升高等表现，则可实施SAT （2）调整或停用镇痛、镇静药物 （3）观察患者的RASS评分达到 -3~+1 或 SAS 评分达到3~5分，则 SAT 通过。若 RASS 评分达到 +2~+4 或 SAS 评分达到6~7分，提示 SAT 失败
自主呼吸试验（SBT）	一般可采用以下3种方法： （1）T管：直接断开呼吸机，并通过 T 管吸氧 （2）低水平持续气道内正压（CPAP）：将呼吸机调整至 CPAP 模式，压力一般为5cmH$_2$O （3）低水平压力支持通气（PSV）：将呼吸机调整至 PSV 模式，支持压力一般为 5~7cmH$_2$O SBT 初期（2min 内）临床医生需密切监测患者呼吸形式及生命体征变化，以判断患者是否能耐受接下来的 30~120min 的 SBT
气道通畅性评估	临床上可通过气囊漏气试验评估气道的通畅性。 将呼吸机设置为辅助控制通气（AC），潮气量 10ml/kg，连续记录 6 个呼吸周期，三个最小的呼气潮气量平均值和吸气潮气量的差值≤110ml（或者吸气潮气量的 10%）认为气囊漏气试验阳性，提示患者拔管后发生气道梗阻的可能性高

续表

试验	具体操作步骤
气道自洁能力的评估	缺乏统一的客观标准,临床上常根据主观感受的呛咳能力、气道分泌物的量及抽吸频率进行评估。如果患者通过自主呼吸试验,但是气道保护能力差,咳嗽反射不能足够清除气道内的分泌物,可脱离呼吸机,但是不能去除人工气道

（3）SATSBT 联合应用流程图（图 2-9）

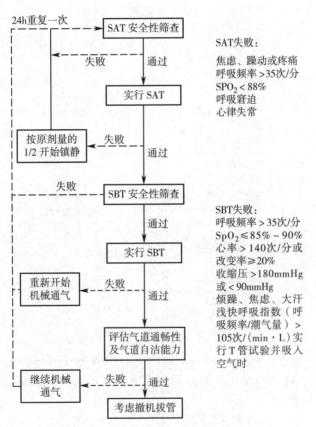

图 2-9 SAT 和 SBT 联合应用流程图

65

2.9　呼吸机依赖相关因素（表2-18）

呼吸机依赖是指机械通气患者使用呼吸机通气支持的实际时间超过病情所预期的通气支持时间，患者至少有一次撤机失败。

表2-18　呼吸机依赖相关因素

生理因素		心理因素	
气体交换降低	通气/血流比例失调 肺内分流 肺泡低通气 贫血 急性心衰	不能控制呼吸模式	焦虑 害怕 疼痛 对呼吸能力缺乏信心
通气负荷增加	肺顺应性降低 气道阻力增加 呼吸机灵敏度降低 体位不当 腹胀	缺乏动机和信心	不信任医务人员 人格解体 绝望 压抑 缺乏交流
通气需求增加	肺无效腔增加 代谢增强 代谢性酸中毒 呼吸机设置不当	精神错乱	感觉超负荷 感觉剥夺 睡眠剥夺 药物影响
通气驱动力降低	碱中毒 甲状腺机能减退 镇静 营养不良		
呼吸肌疲劳增加	通气负荷增加 通气需求增加 低钾、镁、磷血症 多发神经病		

3. 无创正压通气（Noninvasive Positive Pressure Ventilation，NPPV）

3.1　无创呼吸机操作方法

（1）筛选患者：根据患者的病情选择是否具有NPPV的适

应证和禁忌证。

（2）教育与沟通：使患者了解其重要性，以利于配合，并安慰患者防止在治疗过程中因紧张导致的治疗失败。

（3）监测和体位：给予患者心电监测和血氧饱和度监测，使患者处于坐位或者半坐卧位。

（4）呼吸机连接方式的选择：准备不同大小型号的鼻罩或口鼻面罩供不同类型患者使用。调好呼吸机参数，为患者佩戴好头戴，再连接呼吸机。从低压力低流速开始让患者慢慢适应，最终适应呼吸机治疗。

（5）定时监测血气分析结果，调整呼吸机参数，尽早撤机。

3.2 无创正压通气模式及参数设置

（1）无创呼吸机基本模式（表2-19）

表2-19 无创呼吸机基本模式

经典无创呼吸机	具有漏气补偿功能的无创呼吸机
S（自主）	PSV（压力支持通气）、CPAPasb
CPAP（持续气道正压）	CPAP（持续气道正压）
APCV（辅助压力控制）	BiPAPassist（双水平气道正压）
T（时间）	
S/T（自主/时间）	

注：CPAP适用于Ⅰ型呼衰，其余模式适用于Ⅱ型呼衰

（2）无创呼吸机几种模式的比较（表2-20）

表2-20 无创呼吸机几种模式的比较

无创呼吸机模式	人机协调性	吸气相有无压力辅助	有无备用通气
CPAP	不涉及	无	无
S、PSV、CPAPasb	好	有	无
APCV、BiPAPassist	不一定好	有	有
S/T	不一定好	有	有
T	差	有	不涉及

（3）无创呼吸机常用参数设置（表2-21）

表2-21　无创呼吸机常用参数设置

参数			常用范围
触发相关	自主触发	流速触发	1~3L/min
		压力触发	-1~-2cmH$_2$O
	时间触发	T模式	12~20次/分
		ST模式	
控制相关		吸气相气道正压（IPAP）	初始4~8cmH$_2$O，最大不超过25cmH$_2$O
		呼气相气道正压（EPAP）	初始4cmH$_2$O，I型呼衰时可适当上调至8~12cmH$_2$O
		压力上升时间（Rise Time）	0.05~01s
切换相关（E-trigger）		吸气时间（Ti）	0.8~1.2s
		吸呼比（I/E）	1:1~1:4
		呼气触发灵敏度	流速切换25%
氧浓度（FiO$_2$）			维持血氧饱和度>90%，一般给氧浓度低于50%

3.3　无创机械通气护理常规

（1）对一般生命体征进行监测。

（2）注意患者呼吸系统的症状和体征、及时复查血气分析。

（3）监测呼吸机运转是否正常，人机同步性等。

（4）注意并发症：胃胀气、误吸、罩压迫、口咽干燥、排痰障碍、不耐受或恐惧、气压伤、通气过度、心血管功能障碍等。

4. 俯卧位通气

俯卧位通气是通过利用通气时体位改变成俯卧位，重力的作用使通气血流改善，分泌物得到良好引流，背侧肺泡复张，心脏和纵隔对下垂肺区的压迫减少从而改善氧合，主要用于ARDS患者。

4.1　操作方法

（1）患者准备：评估患者是否适合行俯卧位通气治疗；俯

卧位通气前1h停止肠内营养；身体前面的伤口重新换药，气管插管重新双重方法固定，穿刺管口敷料重新更换；翻身前排空回肠/空肠造口袋；给予镇静镇痛。

（2）人员及物品准备：5~6名工作人员，需要隔离患者做好职业防护；备好电极片、减压敷料及俯卧位需要的枕头或专用垫。

（3）俯卧位通气操作步骤（表2-22）

表2-22　俯卧位通气操作步骤

步骤	要点说明
吸痰	确保气道通畅
正确放置管道	将所有管道放置在合适位置，避免转动时牵拉脱出或压损皮肤
操作者站位	床两边各2名工作人员，床头1名，1名自由辅助
俯卧位操作	由头部操作者发放指令，将患者移到床边远离呼吸机一侧；再将患者面向呼吸机转动90°；将身体前面的电极片转到身体背侧，在患者胸前部、髋部相应位置放置软枕或专用垫；将患者再转90°趴在软枕上，达到俯卧位状态；转动胳膊调整到舒适位置摆放
整理	将患者身上的管线重新整理固定，压迫重点部位给予保护，肢体功能位摆放，记录生命体征

4.2　俯卧位通气的禁忌证和并发症（表2-23）

表2-23　俯卧位通气禁忌证和并发症

禁忌证	并发症
严重的血流动力学不稳定	皮肤压伤、水肿、坏死
颅内压增高	外周神经损伤
急性出血性疾病	肌肉损伤
颈椎脊柱损伤	角膜溃疡
近期骨科手术	低血压
近期腹部手术需要限制体位	插管和其他引流管的压迫和移位
妊娠不能耐受俯卧位的姿势等情况	少见心律失常、视网膜损伤等

第四节 肺复张技术

1. 作用机制

肺复张手法（recruitment maneuver，RM）是指在限定时间内（30s~2min）通过维持高潮气量的压力或容量使尽可能多的肺单位实现最大的生理膨胀以实现所有肺单位的复张。不仅可以复张陷闭肺区，还可以改善肺的顺应性，改善通气/血流比例，纠正低氧血症，降低肺动脉压，防止吸收性肺不张。一般适用于 ARDS 患者出现严重低氧血症，使用常规通气无法解决者。

2. 实施方法（表 2-24）

表 2-24 肺复张计数常见操作要点

方法	操作要点
SI 法	BIPAP：IPAP 和 EPAP 均 30~45cmH$_2$O，维持 30~45s CPAP：PS 0cmH$_2$O，PEEP 30~40cmH$_2$O，维持 30~50s 吸气保持：调吸气压为 30~40cmH$_2$O，按住"吸气保持"键 30~45s
PEEP 递增法	每 30s 递增 PEEP5cmH$_2$O，直到 PEEP 达 35cmH$_2$O，维持 30s，随后 PEEP 每 30s 递减 5cmH$_2$O
PCV 法 BIPAP	IPAP 维持 30~40cmH$_2$O，EPAP16cmH$_2$O，维持 2min

3. RM 效果判定：影像学、功能学和力学判断肺的可复张性

（1）动脉血氧合：当 FiO$_2$ 为 100%，PaO$_2$>350~400mmHg 或反复肺复张后 PaO$_2$/FiO$_2$ 变化 <5% 时，则认为达到充分的肺泡复张。

（2）胸部 X 线片、CT（金标准）：测量肺组织密度。

（3）测量肺牵张指数和呼吸力学的变化。

4. 肺复张注意事项

（1）气胸、肺大泡患者禁止行肺复张术，心功能不全，循环系统不稳定、脑损伤者要慎重权衡利弊。

（2）实施时及实施后均应严密监测生命体征的变化，其具

有影响心血管功能的副作用。

（3）肺复张后氧合的改善与肺复张后采用的 PEEP 水平有关,与所采用的肺复张方式无明显关系。

第五节 排痰技术

1. 痰液黏稠度分级（表 2–25）

表 2–25 痰黏稠度分级

分级	特点
Ⅰ度 （稀痰）	痰如米汤或白色泡沫样,稀痰后,吸痰连接管内壁上无痰液滞留
Ⅱ度 （中度黏痰）	痰的外观较Ⅰ度黏稠,常呈黄色,吸痰后有少量痰液在管壁上滞留,但易被水冲干净
Ⅲ度 （重度黏痰）	痰的外观明显黏稠,常呈黄色,吸痰管常因负压过大而塌陷,玻璃接头内壁有大量痰液,且不易用水冲净

2. 吸痰指征

（1）可直接听到喉间痰鸣音,肺部听诊有大量湿啰音。

（2）患者咳嗽,但不能完整有效咳痰,肺部听诊有湿啰音。

（3）使用呼吸机有创通气时,气道压力增高,或气道内可见痰液。

（4）使用机械通气患者,容量控制下气道压力增加或压力控制下潮气量减少。

（5）怀疑发生误吸。

（6）明显呼吸费力。

（7）血氧饱和度降低。

3. 密闭式吸痰

密闭式吸痰是指不脱开呼吸机和停止机械通气的吸痰操作,吸痰管外套有透明薄膜,整个吸痰过程都在封闭式情况下完成,不仅保持了呼吸机供气压力,对 PEEP 影响较小,有效防止肺泡塌陷萎缩,又可减少交叉感染。

操作步骤：

（1）将可旋接头衔接于气管插管或气管切开套管上，将日期标签贴在控制钮上，将可旋转接头另一端接呼吸机，注意冲水接头盖子要盖上。

（2）一手固定可旋转接头，另一手拇指及食指将吸痰管插入气道内至所需深度，按下控制钮，按照普通吸痰方法进行吸痰，建议吸痰时间可不超过 15s。

（3）若患者分泌物较黏稠时，可经由可旋转接头上方延长管冲水口，用注射器注入无菌生理盐水稀释后再吸。

（4）吸痰完成后抽回吸痰导管，直至可见吸痰管上的黑色指示线为止。

（5）经冲水口注入盐水，同时按下控制按钮冲洗导管。

（6）气管插管用吸痰管长度约为 540mm，适用于口腔插管或鼻腔插管。气切管专用的吸痰管长度约为 305mm。

（7）选择正确尺寸型号的吸痰管：成人与儿童用的吸痰管尺寸必须小于气管插管或气切管内径的一半，婴幼儿不可超过70% 的管内径。

常用公式：气切管 / 气插管内径尺寸 ×3÷2

如：8 号气插管 ×3=24

24÷2=12Fr 吸痰管

4. 膨肺吸痰（表 2–26）

膨肺吸痰是通过短暂的人为增大潮气量，使原有塌陷萎缩的肺泡扩张、开放，改善通气血流比例，配合排痰技术，有效清除痰液，防止肺不张。

表 2–26　膨肺吸痰操作方法

方法	操作步骤
方法一（无呼吸机应用）	（1）两名操作人员同时进行，操作前由 A 进行吸痰一次，时间不超过 15s （2）吸痰后，由 B 分离呼吸机与气管插管，连接简易呼吸器，给氧 8~10L/min，潮气量为平时潮气量的 1.5~2 倍，频率 6~10 次 / 分，持续 2min

续表

方法	操作步骤
	（3）同时由 A 左手五指并拢掌心呈空心状态,沿患者两侧腋中线位置由下而上叩击 2min （4）由 A 按充分吸痰后连接呼吸机
方法二 （有呼吸机应用）	操作步骤（1）（3）（4）与方法一相同 操作步骤（2）调节呼吸机参数,呼吸平稳者应用模式 PSV+PEEP, PS20~25cmH$_2$O,潮气量达 750~1000ml;呼吸不平稳者应用模式 SIMV+PSV+PEEP,调潮气量到原来的 1.5~2 倍,频率 6~10 次 / 分,持续 2min

5. 胸部物理治疗（表 2-27）

表 2-27　胸部物理治疗的几种常见方法

方法	要点说明
体位引流	病变部位在上,引流支气管开口在下;肺上叶引流取坐位或半卧位,中下叶各肺段取头低脚高位
胸部叩拍	沿气管走向由外周向中央叩拍,手掌弯曲成弓形,利用腕关节力量,力度适中,每次 1~5min
机械吸引	按需吸痰,尽量勿损伤口鼻腔黏膜
机械震颤	与扣拍联合使用效果较好
咳嗽	指导患者深吸气,快速用力咳嗽呼气,也可指压天突穴位刺激产生咳嗽
呼吸训练	腹式呼吸与缩唇呼吸相结合,将一手放在胸部一手放在腹部,吸气时尽量使胸廓不动,腹部膨胀;吐气时将嘴缩成吹口哨状,收腹,缓慢呼气

第六节　床旁纤维支气管镜
检查治疗配合技术

1. 物品准备

消毒的纤维支气管镜一套、冷光源器、吸引器、喉头麻醉喷雾器、无菌手套、治疗巾、纱布、10ml 注射器、标本瓶、载玻片、各种活检钳(刷)、牙垫、监护急救设备等。

2. 患者准备

（1）向患者解释说明检查目的及注意事项、配合要点。对不能配合者给予必要的镇静或肢体约束。

（2）给患者局部麻醉，可给予 2% 利多卡因原液雾化 15~20min，操作前再用喉头麻醉喷雾器将利多卡因喷入咽喉部，让患者仰头吸入每隔 3~5min 喷一次，共 3 次，以用棉签触碰患者咽后壁患者无恶心不适为度。

（3）术前 2h 禁食，经口操作者为患者取下义齿，安置好双层牙垫避免牙齿咬损纤维支气管镜。经鼻操作者可用麻黄素滴入鼻孔收缩鼻腔内毛细血管，减少出血。

（4）为患者摆放去枕平卧位，肩部垫高，头部稍后仰，给予心电、血压、血氧饱和度监测并吸氧。

3. 操作配合

3.1 常规配合

（1）将纤维支气管镜分别接上冷光源、负压吸引器后交给术者。

（2）当纤维支气管镜到达会厌后，嘱患者深呼吸。

（3）如检查中出现纤维支气管镜视野模糊，可根据情况注入少量生理盐水以冲洗镜面分泌物，还原镜面清晰视野。

（4）术中注意配合观察患者生命体征变化，及时汇报医生，必要时配合抢救。

3.2 钳检配合

（1）将活检钳在闭合的状态下插入活检孔，待其活检钳伸出 3mm 后，张开活检钳，靠近活检部位，钳口紧贴病变部位后，进行钳夹，当看清已咬住病变组织后，将钳子拉出，将标本放在小片滤纸上放入含有 10% 甲醛溶液标本瓶内固定送检。

（2）钳检时偶见大出血，对抽吸、刷检或触之易出血的组织、血管性肿瘤，活检时可先注入凝血酶、少量肾上腺素或冰盐水收缩血管后再活检，以减少出血。

（3）活检钳插入或取出时钳舌必须处于闭合状态。

4. 术后护理

（1）术后 2h 内禁饮食,防误吸,待饮水无呛咳时可进食温凉流质或半流质饮食。

（2）注意观察并发症,如出现呼吸困难伴喘鸣、发音不全、发绀、喉头水肿或支气管痉挛症状时给予吸氧及其他抢救措施。

5. 纤维支气管镜清洗消毒流程

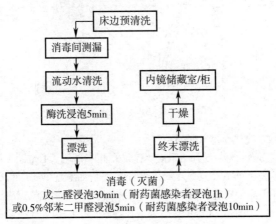

第七节　主动脉球囊反搏技术

1. 主动脉球囊反搏术（Intra–Aortic Balloon Pump,IABP）的原理

将球囊置于锁骨下动脉下 2~3cm（胸骨角处）与肾动脉开口之间的主动脉内；左心室舒张期球囊充盈,突然阻滞降主动脉内血流,使主动脉内舒张期血压升高,大于或等于收缩期血压,大于辅助前舒张压 5~10mmHg,增加冠状动脉的供血,此时冠状动脉灌注量几乎占心排量的 10%；左心室等容收缩期球囊突然排空,主动脉内压力骤然下降,降低收缩压 5~10mmHg,降低左心室射血阻力,减轻左心室的后负荷,缩短等容收缩期,减少左心室室壁张力及左心室做功和耗氧。IABP 可最大减少心肌作功 25%,增加前向血流,增加组织灌注（图 2–10）。

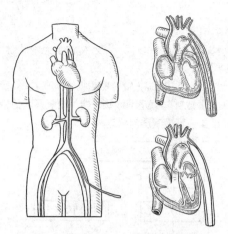

图 2-10　IABP 球囊位置示意图

2. 充气与排气时间

正确的充气期开始于主动脉瓣关闭时,相当于心电图 T 波的后半部分,即在主动脉压双重波的缺口处,如果监测桡动脉压,则充气点应于双重波前 30~40ms,监测股动脉压,则充气点应于双重波前 120ms。正确的排气期应在等容收缩期,开始于主动脉瓣开放前瞬间,相当于心电图 R 波时触发(图 2-11~ 图 2-15)。

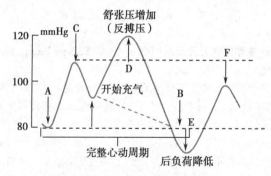

A 未辅助舒张末动脉压　　　　D 辅助后舒张期增大压
B 辅助后舒张末动脉压　　　　E 辅助后舒张末动脉压
C 未辅助收缩压　　　　　　　F 辅助后收缩压

图 2-11　使用 IABP 时动脉压力波形的改变

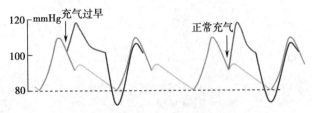

波形特点：球囊在 V 形切口前充气，舒张压侵占收缩期

生理效应：主动脉瓣有可能过早关闭，增加左室壁压力或后负荷，增加心肌需氧

图 2-12　球囊于主动脉瓣关闭前过早充气波型

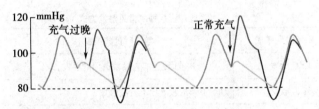

波形特点：球囊在 V 形切口后充气，缺乏 V 尖，反搏压不足

生理效应：冠脉灌注不足

图 2-13　球囊于主动脉瓣关闭后过晚充气波型

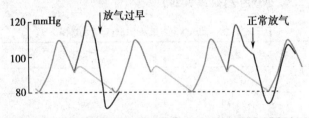

波形特点：反搏压出现后出现急降，反搏压不足，反搏收缩压可能提高

生理效应：反搏压不足，可能出现冠脉和颈动脉逆流，由于冠脉血液逆流可能引起心绞痛，没有足够后负荷降低效果

图 2-14　球囊于舒张期内过早放气波型

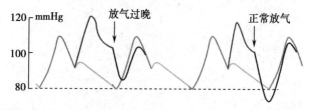

波形特点：有反搏压舒张压末尾可能等于没反搏舒张压末尾，反搏收缩压上升时间延长，反搏压外观看来加宽

生理效应：完全没有降低后负荷，心肌耗氧增加，球囊阻挡左室心排而增加后负荷

图 2-15　球囊于舒张末期主动脉瓣打开时过晚放气波型

3. 触发方式（表 2-28）

表 2-28　脉球囊反搏术常见触发方式

触发模式	触发时机的控制
ECG 触发	心电图 R 波时触发，为最常选用的触发方式
压力触发	动脉波形的收缩压上升波触发
固有频率触发	在非同步辅助时，触发由内部信号发生器产生
起搏（器）触发	由人工起搏信号触发

4. 球囊的选择（表 2-29）

表 2-29　动脉球囊反搏术中球囊型号的选择

身高	估测型号
<152cm	选用 25ml
152~163cm	选用 34ml
163~183cm	选用 40ml
>183cm	选用 50ml

原则上，球囊的容量应选择相当于心脏每搏量的 50%

5. 操作步骤

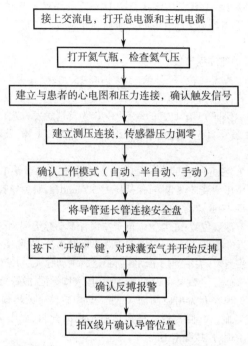

接上交流电，打开总电源和主机电源

打开氦气瓶，检查氦气压

建立与患者的心电图和压力连接，确认触发信号

建立测压连接，传感器压力调零

确认工作模式（自动、半自动、手动）

将导管延长管连接安全盘

按下"开始"键，对球囊充气并开始反搏

确认反搏报警

拍X线片确认导管位置

6. 撤机指征

有下列表现时 IABP 支持可以终止：由于低心排而引起的低灌注现象消失，精神状况改善，四肢温暖，肺无啰音，尿量 >30ml/h，心血管系统持续稳定于对正性肌力药物低剂量需求范围，心率低于 110 次 / 分，MAP>70mmHg，由心肌缺血引起的新发生的室性早搏少于 6 次 / 分，且为非成对出现或单发病灶，心脏指数大于或等于 2L/（min·m²），且缩短速率不超过 20%，IABP 逐步撤除后左室舒张末压（肺动脉、肺动脉舒张压）的增加不得超过 20%。

7. 撤机方法

（1）先将辅助频率由一个心动周期一次（1:1）逐渐依次减至两个心动周期一次（2:1）、四个心动周期一次（4:1）、八个心动周期一次（8:1），一般每次下降的辅助模式可维持 1~4h。

（2）根据血流动力学状态、后续治疗的要求来决定，气囊导管保留于体内 1~2 周并不明显增加额外风险，有时甚至可维持 1 个月。

8. 护理注意事项

（1）患者体位：平卧位，床头抬高 15°~25°；穿刺侧下肢保持伸直，避免弯曲。

（2）保证 IABP 良好的运行：ECG 为首选触发方式，R 波足够高，T 波矮且无干扰的导联。保持皮肤清洁、干燥，及时更换电极。

（3）保证 IABP 良好的运行：生理盐水 + 肝素钠 12 500U 配合使用压力袋冲洗管路，保持压力 300mmHg，避免导管打折、受压。每 4~6h 监测 APTT，保持在 60~80s。

（4）球囊位置：正常上端位于左锁骨下动脉远端，下端位于肾动脉近端水平。过高：影响左锁骨下动脉血流，左侧桡动脉搏动减弱或消失；尖端损伤主动脉内膜造成主动脉夹层。过低：影响肾动脉血流，急性肾衰竭。应常规在体表作标记，做好交接。

（5）观察有无出血倾向：口腔、皮肤黏膜有无出血倾向，连续监测血、尿、便常规。特别是血小板的数目，血小板低于 50×10^9/L 时，应拔除 IABP。

（6）肢体缺血及下肢血栓形成：每 2h 观察穿刺侧肢体的皮肤颜色、温度、感觉及足背动脉搏动。

（7）防止感染：每日测 4 次体温，遵医嘱预防性使用抗生素，每日换药，伤口有感染现象，有渗血及时更换。

9. 常见并发症（表 2-30）

表 2-30　主动脉球囊反搏术常见并发症

时期	常见并发症
球囊插入期	A. 内膜损伤，动脉破裂：发生率约 2%~4%。掌握正确插管方法，降低其发生率 B. 血栓脱落而产生栓塞：动脉阻塞，导致腿部的血流受阻 C. 无法通过 IABP 导管

续表

时期	常见并发症
反搏期	A. 血栓形成:长期卧床,应用抗凝不当,易致血栓形成。血栓脱落可致栓塞。IABP应用中应保持球囊在体内连续工作,保持ACT在150~180s B. 气栓:球囊漏气造成。目前多采用球囊压力监测,一旦出现漏气,IABP马上停止工作 C. 血小板生成减少 D. 感染:严重时可致败血症。严格注意无菌操作,预防性应用抗菌药物,可控制其发生率 E. 出血:可发生于血管穿刺部位 F. 主动脉破裂 G. 由于IABP置管导致的循环受阻:球囊过高时阻塞锁骨下动脉,球囊太低时阻塞肾动脉 H. 下肢缺血
撤除期	A. 血小板减少 B. 出血、感染 C. 血栓形成

10. 常见报警处理（表2-31）

表2-31　主动脉球囊反搏术常见报警处理

报警	原因及处理
球囊导管断开	可能原因:球囊导管或延长管断开 处理方法:检查导管连接是否有断开,重新连接再开始
反搏压低于报警限值	可能原因:血流动力学改变、心动过速、早搏、血压过低;报警限值的设置不合理 处理方法:治疗原发病并将报警限值调至合理范围
自动充气失败	可能原因:球囊导管断开;氦气瓶关;充气延长管长度不正确 处理方法:重新连接;打开氦气瓶开关;确保使用正确的充气延长管
气体快速丢失、IABP环路漏气	可能原因:导管环路发现泄漏;导管环路中气量增多 处理方法:氦气导管中如见到血应立即中止反搏,拔出导管;如未见血迹且未查出泄漏则重新开始反搏

续表

报警	原因及处理
不能更新时相	可能原因:波形质量差;心率持续 <30 次 / 分或 >150 次 / 分;反搏压过低 处理方法:检查血压信号,导线连接,确认传感器的开关方向;如干扰多更换信号来源;不正确的触发或信号问题持续,切换至半自动模式,手动调整触发信号及充排气时相;状态持续可切换至半自动模式,手动调整触发信号;核定在反搏压设定为最大时是否可见,如无则检查导管和延长管是否通畅,可能需要调整位置

第八节　血液净化技术

1. 血液净化治疗(Continuous Renal Replacement Therapy, CRRT)原理

血液净化治疗中溶质的清除方式包括弥散、对流、吸附。不同治疗模式的清除原理不同

（1）弥散:血液透析的原理,清除小分子物质。

（2）对流:血液滤过的主要原理,清除中小分子。

（3）吸附:血液灌流和免疫吸附,吸附大分子物质。

2. 管路安装示意图(图 2-16)

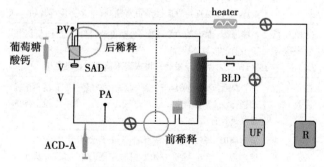

图 2-16　CRRT 管路安装示意图

3. 常见抗凝方式（表 2-32）

表 2-32 血液净化技术常见抗凝方式

抗凝方式	用法用量	优点	缺点
肝素	实施前给予 4mg/dl 的肝素生理盐水预冲管路并保留 20min。一般首剂量 0.5~1.0mg/kg，追加剂量 10~20mg/h，预期结束前 30min 停止追加	最常用的抗凝方法 临床方案成熟 半衰期短 过量时可鱼精蛋白对抗	出血率高 耐药问题 肝素诱导血小板缺乏 过敏反应
低分子肝素	一般选择 60~80U/kg，推荐在治疗前 20~30min 静脉注射，无需追加剂量。同样肝素生理盐水预冲有助于增强抗凝效果	出血风险低 对体内凝血功能影响较小 生物利用度高	代谢时间长 不易被鱼精蛋白中和
枸橼酸钠	一般滤器前输入或采用含枸橼酸的置换液以前稀释方式给入，同时在滤器后补充氯化钙或葡萄糖酸钙溶液，须同时监测体外及体内离子钙浓度，使滤器后的离子钙浓度维持在 0.2~0.4mmol/L，血清离子钙浓度维持在 1.0~1.2mmol/L	出血危险减少 滤器寿命延长 仅限于体外抗凝	监测指标多、严格 代谢并发症 枸橼酸蓄积中毒 临床方案不统一

注：肝素 1mg=125U

4. 药物清除的计算

在后稀释法行血滤时，药物以对流清除为主。药物清除率 = 超滤率 ×（1- 蛋白结合率）。

前稀释法行血滤是,药物清除率＝超滤率×(1-蛋白结合率)×血流量/(血流量＋置换液量)。

需补充药物的剂量＝差异浓度(需达到药物浓度-实测浓度)×V_d×体重。(此法需实际测定药物浓度,V_d代表药物分布容积)

临床工作中,建议在CRRT时,对于如何调整药物剂量,尽量利用能够查询到的参考信息。

5. 模式

5.1 连续性血液滤过模式(表2-33)

表2-33 连续性血液滤过模式

中文	英文缩写
连续性静脉静脉滤过	CVVH
连续性静脉静脉血液透析	CVVHD
连续性静脉静脉血液透析滤过	CVVHDF
连续性动静脉血液滤过	CAVH
连续性动静脉血液透析	CAVHD
连续性动静脉血液透析滤过	CAVHF
连续性高通量透析	CHFD
连续性血浆滤过吸附	CPFA
动静脉缓慢连续性超滤	AVSCUF
静脉静脉缓慢连续性超滤	VVSCUF
高容量血液滤过	HVHF
日间连续性肾脏替代治疗	DCRRT

5.2 几种常用模式示意图(图2-17~图2-19)

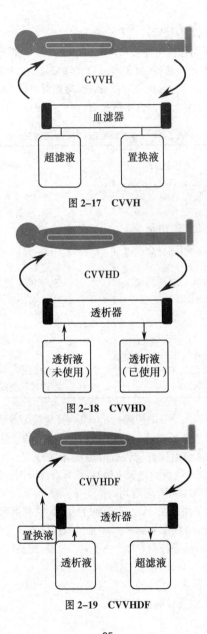

图 2-17　CVVH

图 2-18　CVVHD

图 2-19　CVVHDF

6. CRRT 血管通路技术及护理

血管通路是指将血液从体内引出，引入体外循环装置净化后再回到体内的途径，是患者进行血液净化治疗的先决条件。单位时间内血管通路的血液流量一般应达到 200~500ml/min。

（1）ICU 常见临时性血液通路（表 2-34）

表 2-34　CRRT 常见临时性血液通路

置管部位	穿刺点	置入深度	特点
股静脉置管	腹股沟韧带中内 1/3 交界处下方 2~3cm，股动脉搏动内侧 1cm	>20cm	置管技术要求低，但活动受限，再循环概率高，留置时间短
颈内静脉置管	胸锁乳突肌与颈外静脉交点上缘，在穿刺 2.5~3cm 深度内进入颈内静脉	<15cm	留置时间长，中心静脉狭窄发生率低，再循环率低，可离床活动，但不易固定，舒适度差，可能误穿颈动脉
锁骨下静脉	锁骨中线内侧 1~2cm 或锁骨中点至内侧 1/3 之间的锁骨下缘下方 1cm	<15cm	舒适，易固定，留置时间长，再循环率低；但置管技术要求高，中心静脉狭窄率高，凝血机制障碍者禁忌

（2）透析前导管的护理——主要判断导管是否通畅

①去除接头处血栓：消毒后，用注射器回抽导管内封管肝素，推注在纱布上检查是否有凝血块，回抽量为动、静脉管各 2ml 左右。如果导管回血流不畅时，认真查找原因，可尝试移动导管方向，严禁使用注射器用力推注导管腔。

②确定管路通畅：取一支 30ml 注射器，快速抽吸导管内的血液，能在 1min 内反复抽取 20ml 血液 6 次则预示管路通畅。

（3）透析后导管的护理——主要为抗凝、抗感染

①将导管内的血液用生理盐水冲洗干净。

②抽取肝素原液 2ml 加生理盐水 1ml 分别注入两根导管内，注入量根据导管的容量决定。

③接肝素帽前,需用碘伏棉球将导管连接口上的血迹擦干净。

④用无菌纱布包裹肝素帽,并进行固定。

7. CRRT 操作流程及监测

7.1 操作流程

第一步	校对 CRRT 临时医嘱		患者姓名:_____ CRRT 开始时间:_____ 上机护士签名:_____	
第二步	用物准备	管路	□贝朗	□金宝
		滤器	□ AV600　□ AN69	□成人 AN69(M100) □小儿 AN69(M60)
		抗凝用物	上机前预冲　□肝素	□枸橼酸钠
			□肝素__支 □低分子肝素__支	生理盐水49ml +肝素1ml(浓度:125μ/ml)	枸橼酸钠 600ml
					□葡萄糖酸钙 60ml
		注射器	装管预冲、上机使用	
			□ 2 个 1ml 注射器(抽回血) □ 3 个 5ml 注射器(2 个抽回血,1 个预冲肝素) □ 2 个 20ml 注射器(抽生理盐水)	
		输液器	□1 副(动脉端接生理盐水,禁用精密输液器)	□1 副(静脉端接 5%NaHCO₃
		三通接头	□动脉端 1 个	□静脉端 1 个
		置换液透析液	金宝/贝朗	□置换液 2 袋 □生理盐水 250ml 1 袋 □枸橼酸钠 1 袋(金宝:泵前泵)
			贝朗	□透析液 2 袋
			金宝	□置换液 3 袋
		生理盐水 1000ml	预冲	□ 3 袋(贝朗)　□ 2 袋(金宝)
			上机接动脉端	□1 袋
		5%NaHCO₃	上机接静脉端或深静脉	□ 1~2 瓶(上机时用)

续表

第三步	装管出现问题			
	预冲出现问题			
	自检过程出现问题(贝朗/金宝)			
	动静脉循管出现问题(贝朗)			
第四步	测抗凝指标	□ ACT	□ APTT	□滤器后钙测定(枸橼酸抗凝)
第五步	上机流程	1. 洗手,戴口罩,打开无菌包,戴一次性无菌手套,铺无菌巾 2. 用无菌安尔碘纱块消毒血透管,打开肝素帽,再消毒管道口 3. 动脉、静脉管腔回抽 ①1ml注射器回抽2次(抽出管道内肝素) ②5ml注射器回抽2次,回抽液体均冲在纱布上(检查管道内是否有血块) ③20ml注射器抽吸备好盐水,再来回抽吸10次,6s充满(检查血流是否能达到200ml/min) 4. 血滤管路连接动脉端,引血至静脉端,连接静脉端,开始治疗	上机出现报警		
第六步	参数设置	□血流速　□置换液　□透析液　□超滤率 □抗凝　　□温度		
第七步	使用过程中出现的问题			
第八步	下机备物	□20ml注射器2个(抽生理盐水) □20ml注射器1个(封管肝素) □2ml注射器2个(封管) □无菌纱块2块,肝素帽2个		

续表

| 第九步 | 下机流程 | 1. 停止治疗,断开患者动脉端,打开生理盐水,检查回血
2. 安尔碘棉签消毒管口,20ml注射器抽2次生理盐水分别冲净动脉端管腔内血液
3. 并用2ml注射器抽吸肝素钠盐水[肝素:生理盐水10.5ml+肝素1支(500μl/ml)]封管 抽吸方法:根据管腔大小抽吸等量肝素钠盐水
4. 消毒,盖上肝素帽,用纱布包裹管腔
5. 回血完成后,用同样方法,断开患者静脉端,消毒,封管,包纱布,固定管道 |
| 第十步 | 校对CRRT临时医嘱 | CRRT结束时间:_____
下机护士签名:_____ |

7.2 前稀释与后稀释

对于CVVH和CVVHDF模式,置换液既可以从血滤器前的动脉管路输入(前稀释法),也可从血滤器后的静脉管路输入(后稀释法)(表2-35)。

表2-35 前稀释与后稀释优缺点比较

	优点	缺点
前稀释	使用肝素量小、不易凝血、滤器使用时间长	清除效率降低,适用于高凝状态或血细胞比容>35%者
后稀释	节省置换液用量、清除效率高	容易凝血,超滤速度不能超过血流速度的30%

7.3 CRRT过程中的监测

(1)检查管路是否紧密、牢固连接,管路上各夹子松开,回路各开口关/开到位。

(2)机器是否处于正常状态:绿灯亮,显示屏开始显示治疗量。

(3)核对患者治疗参数设定是否正确,准确执行医嘱。

(4)专人床旁监测,观察患者状态及管路凝血情况,心电监护,每小时记录一次治疗参数及治疗量,核实是否与医嘱一致。

(5)根据机器提示,及时补充肝素溶液、倒空废液袋、更换管路及透析器。

(6)发生报警时,迅速根据机器提示进行操作,解除报警。如报警无法解除且血泵停止运转,则立即停止治疗,手动回血,并速请维修人员到场处理。

(7)CRRT 治疗过程中,易出现低血压、低钾或高钾血症、低钙血症、酸碱失衡、出凝血异常等并发症,应密切监测,及时对症处理。

8. 血液灌流

血液灌流(hemoperfusion,HP)是血液借助体外循环,引入装有固定吸附器的容器中,以吸附清除某些外源性和内源性的毒物,达到血液净化的一种治疗方法(图 2-20)。

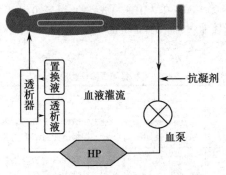

图 2-20 血液灌流

8.1 治疗前准备

(1)灌流器的准备 一次性应用的灌流器出厂前已经消毒,所以在使用前注意检查包装是否完整、是否在有效期内。

(2)建立血管通路。

(3)体外循环的动力模式:ICU 住院患者一般选用外源性辅助动力模式,利用专业血液灌流机或常规血透机或 CRRT 设备,驱动并调控体外循环。

8.2 操作程序及监测

（1）灌流器与血路的冲洗

①开始治疗前将灌流器以动脉端向上、静脉端向下的方向固定于固定支架上。

②动脉端血路与生理盐水相连接并充满生理盐水，然后正确连接于灌流器的动脉端口上，同时静脉端血路连接于灌流器的静脉端口上。

③启动血泵，速度以 200~300ml/min，预冲盐水总量 2000~5000ml 为宜。如果在预冲过程中可以看到游离的炭粒冲出，提示已经破膜，必须进行更换。

④预冲即将结束前，采用肝素生理盐水充满灌流器与整个体外血路，最后将灌流器反转至静脉端向上、动脉端向下的固定方式，准备开始治疗。如果患者处于休克或低血容量状态时，可于灌流治疗开始前进行体外预冲，预冲液可采用生理盐水、代血浆、新鲜血浆或 5% 白蛋白，从而降低体外循环对患者血压的影响。

（2）体外循环体系的建立：冲洗结束后，将动脉端血路与已经建立的灌流用血管通路正确牢固连接（如深静脉插管或动静脉内瘘），然后开动血泵（以 50~100ml/min 为宜），逐渐增加血泵速度。当血液经过灌流器即将达到静脉端血路的末端出口时，与已经建立的灌流用血液通路正确牢固地连接。

（3）体外循环血流量的调整：一般以 100~200ml/min 为宜。研究表明，体外循环中血液流速与治疗效果显著相关，速度过快所需治疗时间相对较长，而速度较慢则需要治疗的时间相对较短，但速度过慢易于出现凝血。

（4）治疗的时间与次数：灌流器中吸附材料的吸附能力与饱和速度决定了每次灌流治疗的时间。常用活性炭吸附剂对大多数溶质的吸附在 2~3h 内达到饱和。因此，如果临床需要，可每间隔 2h 更换一个灌流器，但一次灌流治疗的时间一般不超过 6h。对于部分脂溶性较高的药物或毒物而言，在一次治疗结束后很可能会有脂肪组织中相关物质的释放入血的情况，可根据不同物质的特性间隔一定时间后再次进行灌流治疗。

（5）结束治疗与回血：急性药物中毒抢救结束后可采用空气回血。

（6）血液灌流治疗中的监测（表2-36）

表2-36　血液灌流治疗中的监测

监测项目	细　　则
系统监测	动脉压端低压报警：常见于留置导管出现血栓或贴壁现象 动脉压端出现高压报警：常见于灌流器内血液阻力增加，多见于高凝现象，应追加肝素剂量 静脉压端低压报警：多见于灌流器内凝血 静脉压端高压报警：多见于除泡器内凝血、滤网堵塞 动脉或静脉端除泡器内出现纤维蛋白沉积时，提示抗凝剂量不足，患者处于凝血倾向，追加肝素剂量 动脉端除泡器内血液平面逐渐升高：提示灌流器内阻力升高，多见于灌流器内凝血，此时静脉端除泡器血液平面会逐渐下降，必要时需要更换灌流器
生命体征监测	血压下降：相应地减慢血泵速度，适当扩充血容量，必要时可加用升压药物；如果血压下降是由于药物中毒所致而非血容量减少所致，则应当一边静脉滴注升压药物一边进行灌注治疗，以免失去抢救治疗的时机
反跳现象监测	部分脂溶性较高的药物（如安眠药或有机磷类）中毒后经过灌洗，可以很快降低外周循环内的药物或毒物水平，患者临床症状与体征得到暂时性缓解，治疗结束后数小时或次日外周组织中的药物或毒物再次释放入血，导致患者二次症状或体征的加重。另一常见原因是没有进行彻底洗胃而在治疗结束后药物再次经胃肠道吸收入血。密切观察上述药物或毒物灌流治疗结束后患者状况，一旦出现反跳迹象可以再次进行灌流治疗

（7）影响疗效的因素：毒物毒性的强弱、两种或两种以上毒物同时中毒、治疗时机、治疗时间、特异性解毒药物的使用、减少毒物吸收。

（8）并发症及处理

①生物不相容性及其处理：吸附剂生物不相容的主要临床表现为灌流治疗开始后0.5~1.0h患者出现寒战、发热、胸闷、呼吸困难、白细胞或血小板一过性下降（可低至灌流前的30%~40%）。一般不需要中止灌流治疗，可适量静脉推注地塞米松、吸氧等处理；如果经过上述处理症状不缓解或严重影响生命体征而确系生物不相容导致者应及时中止灌流治疗。

②吸附颗粒栓塞：治疗开始后患者出现进行性呼吸困难、胸闷、血压下降等，应考虑是否存在吸附颗粒栓塞。在进行灌流治疗过程中一旦出现吸附颗粒栓塞现象，必须停止治疗，给予吸氧或高压氧治疗，同时配合相应的对症处理。

③出凝血功能紊乱：活性炭进行灌流吸附治疗时很可能会吸附较多的凝血因子如纤维蛋白原等，特别是在进行肝性脑病灌流治疗时易于导致血小板的聚集而发生严重的凝血现象；而血小板大量聚集并活化后可以释放出大量的活性物质，进而诱发血压下降，治疗中注意观察与处理。

④贫血：通常每次灌流治疗均会导致少量血液丢失。因此，长期进行血液灌流的患者，特别是尿毒症患者，有可能诱发或加重贫血现象。

⑤体温下降：与灌流过程中体外循环没有加温设备、设备工作不正常或灌流过程中注入了过多的冷盐水有关。

⑥空气栓塞：主要源于灌流治疗前体外循环体系中气体未完全排除干净、治疗过程中血路连接处不牢固或出现破损而导致气体进入到体内。患者可表现为突发呼吸困难、胸闷气短、咳嗽，严重者表现为发绀、血压下降、甚至昏迷。一旦空气栓塞诊断成立，必须立即停止灌流治疗，吸氧。

9. 血浆置换

血浆置换（pladma exchange，PE）是一种用来清除血液中大分子物质的血液净化疗法。其基本过程是将患者血液经血泵引出，经过血浆分离器分离血浆和细胞成分，去除致病血浆或选择性的去除血浆中某些致病因子，然后将细胞成分、净化后血浆及所需补充的置换液输回体内（图2-21）。

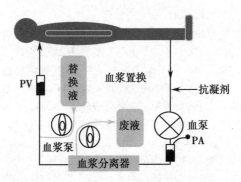

图 2–21　血浆置换

9.1　置换液种类

人血白蛋白、新鲜血浆、新鲜冰冻血浆、纯化血浆蛋白分离液、血浆代用品（如万汶）或等量的晶体置换液（如林格）。

9.2　治疗处方

（1）血浆置换频度：取决于原发病、病情的严重程度、治疗效果及所清除致病因子的分子量和血浆中的浓度,应个体化制定治疗方案,一般血浆置换疗法的频度是间隔 1~2 天,一般 5~7 次为 1 个疗程。

（2）血浆置换剂量；单次置换剂量以患者血浆容量的 1~1.5 倍为宜,不建议超过 2 倍。患者的血浆容量可以按照下述公式进行计算和估计：

①根据患者的性别、血球压积和体重可用以下公式计算

血浆容量 =（1– 血细胞比容）×［b+（c × 体重）］

其中：血浆容量的单位为 ml,体重的单位为 kg。b 值：男性1530,女性为 864；c 值：男性为 41,女性为 47.2。

②血浆容量的估计可根据下述公式来计算

血浆容量 =0.065 × 体重 ×（1– 血细胞比容）

其中：血浆容量单位为 L,体重的单位为 kg。

9.3　物品准备及核对

（1）按医嘱准备血浆分离器、血浆成分吸附器、专用血液吸附管路并核对其型号；准备生理盐水、葡萄糖溶液、抗凝剂、配制

含有抗凝剂的生理盐水；准备体外循环用的必须物品：如止血钳、注射器、手套等。

（2）常规准备地塞米松、肾上腺素等急救药品和器材。

9.4 操作程序

（1）血浆置换前准备：①准备并检查设备运转情况：按照设备出厂说明书进行；②按照医嘱配制置换液；③查对患者姓名，检查患者的生命体征并记录；④给予患者抗凝剂；⑤根据病情需要确定单重或双重血浆置换。

（2）单重血浆置换流程

①开机，机器自检，按照机器要求进行管路连接，预冲管路及血浆分离器。

②根据病情设置血浆置换参数；设置各种报警参数。

③置换液的加温：血浆置换术中患者因输入大量液体，如液体未经加温输入后易致畏寒、寒颤，故所备的血浆等置换液需经加温后输入，应干式加温。

④血浆置换治疗开始时，全血液速度宜慢，观察 2~5min，无反应后再以正常速度运行。通常血浆分离器的血流速度为80~150ml/min。

⑤密切观察患者生命体征，包括每 30min 测血压、心率等。

⑥密切观察机器运行情况，包括全血流速、血浆流速、动脉压、静脉压、跨膜压变化等。

⑦置换达到目标量后回血，观察患者的生命体征，记录病情变化及血浆置换治疗参数和结果。

（3）双重血浆置换流程

①开机，机器自检，按照机器要求进行血浆分离器、血浆成分分离器、管路、监控装置安装连接，预冲。

②根据病情设置血浆置换参数、各种报警参数：如血浆置换目标量、各个泵的流速或血浆分离流量与血流量比率、弃浆量和分离血浆比率等。

③血浆置换开始时，全血液速度宜慢，观察 2~5min，无反应后再以正常速度运行。通常血浆分离器的血流速度为80~100ml/min，血浆成分分离器的速度为 25~30ml/min 左右。

④密切观察患者生命体征,包括每30min测血压、心率等。

⑤密切观察机器运行情况,包括全血流速、血浆流速、动脉压、静脉压、跨膜压和膜内压变化等。

⑥血浆置换达到目标量之后,进入回收程序,按照机器指令进行回收,观察并记录患者的病情变化、治疗参数、治疗过程及结果。

9.5 置换液补充原则

(1)等量置换且血浆滤出速度与置换液输入速度大致相同,尽量避免血容量的波动。

(2)保持血浆胶体渗透压正常。

(3)保持水、电解质平衡。

(4)适当补充凝血因子和免疫球蛋白。

(5)置换液补充的方式必须是后置换。

(6)置换液要求无毒性、不蓄积、无污染。

9.6 血浆置换护理注意事项

(1)进行有效抗凝,建议首剂量肝素为70~80U/kg,后续肝素剂量为15~20U/kg,保持APTT时间在正常的1.5~2倍,ACT在150~180s,过量时可用鱼精蛋白中和。

(2)预防过敏和变态反应、低血压、溶血、重症感染、血行传播病毒感染、出血倾向等置换并发症及抗凝并发症及导管并发症。

10. 腹膜透析

腹膜透析技术是采用液体的渗透压及腹膜进行的体内物质的交换。腹膜透析是利用腹膜作为半透膜,将腹膜透析液放入腹腔后,通过腹膜间皮细胞和毛细血管壁,与血液进行物质交换,把有用的物质带入人体,并消除体内毒素和过多水分的过程(图2-22)。

10.1 皮下隧道和出口处护理

(1)进行出口处护理时应戴帽子和口罩,操作前常规洗手。

(2)定期清洗隧道口,可采用生理盐水清洗隧道口,再用含碘消毒液消毒隧道口皮肤后无菌纱布覆盖。如无感染情况下,每周至少应清洗消毒1次。

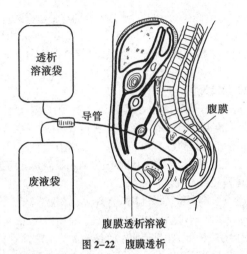

图 2-22 腹膜透析

（3）保持导管出口处干燥。

（4）无论在伤口感染期或愈合期均不应行盆浴和游泳。淋浴时应用肛袋保护出口处,淋浴完毕后出口处应及时清洗消毒。

10.2 连接管道及其维护

（1）术后两周内应特别注意导管固定,否则可导致出口处损伤和愈合不良。

（2）应使用敷料或胶布固定导管,在进行各项操作时注意不要牵扯导管。外露导管及连接管道之间应紧密连接,避免脱落。

（3）在进行外露导管及连接管道维护时不可接触剪刀等锐利物品。

（4）连接短管使用超过 6 个月必须更换,如有破损或开关失灵时应立即更换。如果患者在家庭透析时发现连接短管或外露短管导管损伤或渗液,应中止灌入透析液,立即到腹膜透析中心就诊处理。

（5）碘伏帽一次性使用,无需使用消毒剂,不可用碘伏直接消毒短管。

10.3 操作程序（以双连袋可弃式"Y"形管道系统为例）

（1）组成与连接:双连袋可弃式"Y"形管道系统的基本特

征为："Y"形管道系统中的两个分支分别与新透析液袋和引流袋以无接头形式相连接，"Y"形管的主干以接头形式与延伸短管上的接头相连接。目前以"双联系统"名称在中国市场上推广应用。

（2）换液操作

①清洁工作台面，准备所需物品，如夹子、口罩，延伸管接头小帽等，从恒温箱中取出加温37℃腹透液，并检查物品的原装有效期、透析液袋浓度、容量、清澈、有无渗漏等。

②将连腹膜透析导管的延伸短管从衣服内移出，确认延伸短管上的滑轮是否关紧。

③剪去多余指甲，戴好口罩，常规六步法洗手。

④折断"Y"形管主干末端管道内的易折阀门杆，并移去主干接头上的防护罩，打开延伸短管接头上的小帽，将"Y"形管主干与延伸短管连接。

⑤关闭与新透析液袋相连的"Y"形管分支，折断新透析液袋输液管内的易折阀门杆。

⑥打开延伸短管上的滑轮，引流患者腹腔内的液体进入引流袋，引流完毕后关闭延伸短管上的滑轮，打开与新透析液相连的"Y"形管分支上的管夹，进行灌入前冲洗，冲洗时间为5s，冲洗液大约30~50ml左右被引入引流液袋。

⑦关闭与引流袋相连的"Y"形管分支上的管夹，打开延伸短管上的滑轮，使新的透析液灌入患者腹腔，灌入完毕后关紧延伸短管上的滑轮同时夹紧与新透析袋连接的"Y"形管分支。

⑧"Y"形管主干末端接头与延伸短管接头分离，将小帽拧在延伸管接头上。

⑨观察引流袋内引流液情况，并称重记录后弃去。

10.4　腹膜透析护理注意事项

（1）操作应在单独房间进行，房间预先消毒，无菌操作，防止感染。

（2）注意水、电解质的平衡和营养。

（3）勿扭转血透管路，防止出口或腹腔感染。

（4）积极预防腹膜炎，保持大便通畅，防腹泻。

第九节 液体疗法

1. 常用液体分类（表 2-37）

表 2-37 液体疗法中常用液体分类

液体名称	特点
复方林格溶液	早期液体复苏首选
生理盐水	林格溶液的备选，要注意高钠血症、高氯性酸中毒
人血白蛋白	增加循环血容量和维持血浆渗透压起主要作用，用于治疗因失血、创伤及烧伤等引起的休克、脑水肿及大脑损伤所致的脑压增高，防治低蛋白血症以及肝硬化或肾病引起的水肿和腹水
琥珀酰明胶	为胶体性血浆代用品，可有效维持血浆的胶体渗透压，对肾衰、出血体质者慎用

2. 液体复苏（表 2-38）

表 2-38 液体复苏操作要点

要点	说明
穿刺部位	优选上肢或颈部深静脉，如果上肢或头部有创伤者选用下肢静脉，否则可能会加重出血。必要时选择桡动脉或股动脉穿刺，可监测动脉压，紧急情况下可加压输血输液（注意防止空气进入）
补液速度	先快后慢，第一个半小时可以输入晶体液 1500ml，胶体液 500ml，待休克缓解后减慢速度，其余液体可在 6~8h 内输入。对于非控制性失血性休克患者，在进行彻底止血前补液速度应缓慢，以维持基本灌注为宜。老年人及心功能不全患者注意防心衰
补液的量	休克患者补液量应适当超量补充，但在高原或患者存在心肺功能不全时应密切监测患者的病情变化，根据血压、脉搏、脉压及尿量等的改变情况来判断有效循环血量是否已经补足，及时汇报

第十节 输血技术

1. 常见血液制品(表 2-39)

表 2-39 常见血液制品

名称	适应证
全血	血容量不足且有进行性失血性的休克患者;无成分血供应时
浓缩红细胞	各种急性失血、慢性贫血患者;对药物疗法无效而又必须依赖输血的患者;特别是心功能不全的老人和儿童
浓缩血小板	各种原因引起的血小板低于 $20 \times 10^9/L$ 伴有明显出血者;血小板不低而功能障碍引起出血者;大量输血所致稀释血小板减少伴出血者
新鲜冰冻血浆	多种凝血因子缺乏的补充、抗凝血酶Ⅲ缺乏者、血小板减少性紫癜、应用华法林等抗凝药物过量时、烧伤和治疗性血浆置换等,保质期为 4℃以下 24h
血浆冷沉淀物	纤维蛋白原缺乏症及Ⅷ银子缺乏症患者;甲型血友病、血管性血友病患者;严重创伤、大面积烧伤、肝功能衰竭等危重患者需补充纤维结合蛋白时
血清白蛋白	补充血管内或血管外白蛋白缺乏,扩充血容量
免疫球蛋白	原发或继发性免疫球蛋白缺乏症患者;自身免疫性疾病,如原发性血小板减少性紫癜、川崎病患者

2. 输血速度

输血速度应根据患者的病情和年龄来决定。如急性失血性休克患者输血速度应较快,心脏功能差者及老人、儿童速度应较慢。一般来讲开始速度应慢,约 5ml/min,观察有无输血反应及循环系统耐受情况,10~15min 之后可适当加快速度。一次输血不应超过 4h;急性大出血时,可经加压输血器快速输入。

3. 同时输注多品种血液制品时顺序

同时需输多种血液制品时,应首先输入成分血(尤其是浓缩血小板),其次为新鲜血,最后是库存时间长的血,最后是白蛋白和免疫球蛋白。

4. 输血三查八对

"三查"血制品有效期、血制品质量、输血袋装置是否完整。

"八对"床号、姓名、住院号、血袋号、血型、交叉试验结果、血制品种类、剂量。

5. 输血反应

常见输血反应有:发热反应、过敏反应、溶血反应、细菌污染反应、输血传播疾病以及其他不良反应。

6. 输血反应处理流程

(1)立即停止输血,将输血器改换成输液管滴注生理盐水。

(2)报告医生进行及时处置,并遵医嘱给药。

(3)若为一般过敏反应,情况好转者可继续观察并做好记录。

(4)填写输血反应报告卡,报告输血科。

(5)怀疑溶血等严重反应时,保留血袋及输血器具进行封存,并抽取患者血样一起送输血科。

(6)如遇严重的输血反应,输血科应及时查找原因,指导临床对输血反应的处理。如怀疑输血感染,应向供血的中心血站报告,并配合调查处理。

7. 输血注意事项

(1)输血前要查对供、受血者姓名、血型、交叉配血报告,检查血袋有无破损渗漏、颜色、保存时间。

(2)输血前、后用生理盐水冲洗输血管道。

(3)不加药物:血内不可加入其他任何药物,生理盐水除外。

（4）输血前,要将血浆与血细胞充分混合,轻轻摇匀。

（5）输血过程中,要观察患者的反应,体温、脉搏、呼吸及尿的颜色。

（6）输血后的血袋应送回血库保存,以备必要时复查。

（7）输血完后要继续观察患者反应（延迟反应发生）。

（8）快速大量输血、新生儿输血要预热（<32℃）。

8. 几种特殊血液制品的输注方法

（1）血小板

①除冰冻血小板需冰冻保存外,其他各种血小板制品均需 22±2℃连续水平振荡条件下保存;②从血库取来的浓缩血小板应立即输注,不能长时间静置,更不能放入4℃冰箱;③输注前应轻摇血袋,严格检查有无明显的颜色异常和浑浊（提示可能有细菌污染）;④输注时不能用小孔径滤器（40μm滤器）;⑤建议血小板输注的时间应当在30min以上,在儿科输血中,相当于输血速度为20~30ml/（kg·h）;⑥输注过程中要对血小板袋持续轻柔振荡。

（2）纤维蛋白原

①将装有人纤维蛋白原和灭菌注射用水的制剂瓶预温至 30~37℃;②将灭菌注射用水按标示量注入瓶内,轻轻转动产品瓶直至产品完全溶解（切忌剧烈振摇以免蛋白变性）;③然后用带有滤网装置的输液器进行静脉滴注;④滴注速度一般以每分钟60滴为宜（快速过量输注可能发生血管内凝血）;⑤可能有紫绀、心动过速发生,对血栓形成、心肌梗死、心功能不全病人禁用。

第十一节　营养支持

1. 营养状态评估

体重指数（body mass index, BMI）=体重（kg）/身高^2（m^2）（表2-40）

表 2-40　BMI 分级

BMI 数值	代表情况
<14	严重营养不良
<18.5	营养不良
18.5~24	理想
24~29.9	1 级肥胖
30.0~34.9	2 级肥胖
≥40.0	3 级肥胖

注:世界卫生组织(WHO)认为不同人种,同样的 BMI 可能代表的肥胖程度不一致。研究表明,亚洲人在较低的 BMI 水平时,已经存在心血管疾病发病率高的危险

2. 营养支持方式及途径(表 2-41)

表 2-41　营养支持方式及途径

营养支持方式	途　径
肠内营养	经鼻胃管
	经鼻空肠置管
	经鼻 / 空肠造瘘
肠外营养	外周静脉
	深静脉

3. 肠外营养液的组成及配制

3.1　肠外静脉营养液的组成

一般由水、脂肪乳、糖类、氨基酸、电解质(10% 氯化钾、10% 葡萄糖酸钙、25% 硫酸镁、10% 氯化钠等)和微量元素制剂组成,将所有营养物质按照一定顺序加到 3 升袋里进行输注,又称 TPN。

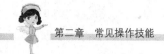

3.2 静脉营养液的配制流程

环境要求：在万级净化条件下，百级超净工作台上进行

配制前准备：
所需溶液及针剂、20ml注射器、1ml注射器、碘酒及酒精、消毒棉签、无菌手套、无菌治疗巾、3升袋、网套若干取75%酒精纱块对所有所需溶液及物品表面去尘处理后按照操作习惯摆放于层流台上，开启净化30min（紫外线消毒30min）操作人员按规定洗手、消毒、穿戴无菌无尘隔离服，经风淋室风淋后，进入配制室，并戴上一次性无菌手套进行操作

铺两条无菌治疗巾于配液台上，剔除溶液瓶盖，消毒瓶口，锯安培用75%酒精纱块抹去粹粒，夹紧3升袋的输入管

微量元素及电解质、安达美加入氨基酸中

维他利匹特加入水乐维他中，摇匀再加入脂肪乳中

其他添加成分分别加入剩余的氨基酸或葡萄糖液

用与3升袋配套的三叉式管，借重力将上述氨基酸和葡萄糖液加入3升袋

最后加脂肪乳，加脂肪乳时不断翻动3升袋促进液体混匀

配好的3升袋上标明床号、姓名、处方、配制时间，双人核对后签名

3.3 注意事项

（1）严格执行无菌操作规程，现配现用，24h内输完。如配制后暂不使用可置于4℃冰箱内保存。

（2）营养液内不能加入其他药物，临时用药从接入口加入，注意配伍禁忌。

（3）钙剂与磷酸盐应分别加入不同溶液内稀释，以免发生磷酸钙沉淀。

（4）高渗液体可破坏脂肪乳剂的完整性，高浓度的电解质、水溶性维生素、微量元素均为高渗液体不能直接加入脂肪乳剂中，应先将其与葡萄糖或氨基酸溶液混合稀释。

（5）加液体时要夹闭没有接液体的管子。

4. 持续性输注肠内营养

通过重力或肠内营养泵匀速滴注肠内营养，可使患者吸收较为容易，营养液充分利用，不易发生胃潴留和误吸，胃肠容纳好，较少出现恶心、呕吐、腹泻等消化道问题，是目前喂养方式中一种较好的选择。

4.1 要素饮食的类型与选择（表2-42）

表 2-42　常见要素饮食的类型与选择

类型	特点及适应人群
整蛋白配方	营养完全、可口、廉价，适用于胃肠道消化功能正常者
预消化配方（短肽配方）	简单消化即可吸收，适用于胃肠道有部分消化功能者
氨基酸单体配方	以氨基酸为蛋白质来源的要素营养，直接吸收，适用于短肠及消化功能障碍者
疾病特殊配方	适用于某种疾病，如合并糖尿病、肾功能障碍、呼吸功能障碍及肝功能不全等

4.2 不同肠内营养素的比较（表 2-43）

表 2-43 常见肠内营养素的比较

项目	百普系列	游离氨基酸制剂	整蛋白制剂（安素、佳维体、瑞高）
消化功能	无需	无需	需要
吸收功能	需要	需要	需要
渗透压	↑	↑↑	↓
吸收通道	双	单	双
吸收率	↑↑↑	↑↑	↑
残渣	无	无	有

4.3 肠内营养输注的注意事项

（1）定时评估胃潴留情况，对于反流、误吸风险高的患者，宜选择经小肠喂养方式和应用胃肠促动力药物。

（2）控制速度：宜采用持续泵入方式，先慢后快，均匀输入，观察有无腹痛、腹泻等不适；开始时速度应缓慢，第一天为 30~40ml/h，如患者无不适，每日可以 20ml/h 速度增加，最大输注速度为 100~125ml/h。营养液最好连续输注 18~20h 后停 4~6h。

（3）浓度：从稀到稠，肠内营养液浓度过高可能导致管腔堵塞。

（4）冲管：使用前后用温水 20ml 冲管，防止管道堵塞和细菌繁殖，过程中每 4h 冲管一次，同时评估胃残留量。胃残留量 100~150ml 时应密切观察，>150~200ml，表示排空不良，应予减量，加用促进胃排空药物。

（5）若经鼻空肠管给药，应将药物充分研磨溶解过滤后可鼻饲，以防管道堵塞。

（6）体位：肠内营养输注期间，保持床头抬高≥30°。

第十二节　血糖控制技术

1. 高血糖定义

糖尿病性高血糖：世界卫生组织将空腹血糖浓度定为 6.1~7.0mmol/L 和餐后血糖为 8.1~11.1mmol/L，超过此上限者为怀疑糖尿病性高血糖。

应激性高血糖：创伤、感染、手术、休克等应激状态下，均可诱发血糖升高的病理现象称为应激性高血糖（SHG）。无糖尿病者连续 2 次测定空腹血糖大于或等于 6.9mmol/L 或随机血糖大于等于 11.1mmol/L，可诊断为应激性高血糖。

2. 胰岛素治疗

2.1　胰岛素治疗初始剂量和监测频率（表 2-44）

表 2-44　胰岛素治疗剂量调整

	胰岛素剂量调整
初始剂量	0.1U/kg, iv, 0.1U/（kg·h）
第 1 个小时内下降 <10%	调整为 0.14U/（kg·h）
当达到 11.1mmol/L	减少到 0.02~0.05U/（kg·h）补液中可加入葡萄糖
最终目标	维持血糖在 8.0~13.9mmol/L

注：血糖 <10mmol/L 可以不用处理，以防低血糖发生

2.2　胰岛素治疗中的血糖监测

胰岛素治疗过程中血糖下降速度不宜过快，以每小时下降 3.9~6.1mmol/L 为宜，如开始治疗 2h 的血糖无明显下降，提示患者对胰岛素敏感性较低，胰岛素剂量应加倍。当血糖降至 13.9mmol/L 时，可改为 5% 葡萄糖加胰岛素静脉泵入。

3. 低血糖的临床特点（表2-45）

表2-45　低血糖的临床特点

分类	具体描述
肾上腺素能神经反应	头晕、头痛、冷汗、四肢发凉、面色苍白、手颤、下肢无力、饥饿感、心动过速、心律失常、高血压等
神经性低血糖	大脑皮层受抑：意识蒙眬、反应迟钝、定向力或识别力丧失、多汗、震颤、头痛、头晕，精神失常、幻觉、狂躁等 皮质下抑制：神志不清、躁动不安、阵挛性舞蹈样动作，心动过速，惊厥 中脑受抑制：阵挛、强制性或扭转性阵挛 延脑受抑制：严重昏迷、去大脑强直、呼吸减弱、血压下降乃至死亡

4. 低血糖的处理

（1）紧急处理：低血糖已经诊断，静脉给予缓慢推注50%葡萄糖60ml，一般可以迅速纠正低血糖，多数患者在注射后5~10min可以转醒。

（2）继发性低血糖处理：肝功能衰竭并发低血糖，预示肝病仍在进展中，应给予葡萄糖维持治疗，使血糖在5.6mmol/L以上，直至肝病好转。如果50%葡萄糖40~60ml不能维持血糖在5.6mmol/L以上4~6h，应考虑代谢功能严重受损，应一方面给予5%~10%葡萄糖液维持，根据需要给予50%葡萄糖静脉推注；另一方面给予氢化可的松静滴（氢化可的松100~200mg加入500~1000ml液体中）或胰高糖素1mg静脉注射。

（3）低血糖的预防：①在应用胰岛素时同时输注糖和营养可能减少低血糖的危险；②加强监测，尤其在胰岛素治疗的初期和接近目标血糖时，应增加检测次数；③对曾发生低血糖并再次血糖升高的患者，应重新评定胰岛素敏感性，实时减量；④停用其他影响血糖代谢的药物和影响代谢治疗的方法。

5. 部分常用口服抗糖尿病药和胰岛素制剂的特性（表 2-46，表 2-47）

表 2-46　部分常用口服抗糖尿病药药分类及特性

药名			每片规格（mg）	剂量范围（mg/d）	药效时间（h）	服药次数（次/d）	作用时间（h）		
							开始	最强	持续
磺酰脲类	第一代	甲苯磺丁脲（D-860）	500	500~3000	6~8	2~3	0.5	4~6	6~12
		醋磺己脲	500	500~1500	4~11	1~2	1~2	3	12~18
	第二代	格列本脲（优降糖）	2.5, 5	2.5~20	—	1~2	—	—	16~24
		格列齐特（达美康）	80	80~240	10~15	1~2	0.5	2~6	12~24
		格列喹酮（糖适平）	30	30~180	—	1~2	—	—	8
双胍类		苯乙双胍（降糖灵）	25, 50	25~100	6~7	1~3	—	—	—
		二甲双胍（甲福明）	250, 500, 850	500~2000	5~6	2~3	—	2	3~4
α-葡萄糖苷酶抑制剂		阿卡波糖（拜糖平）	50	100~300	—	2~3	2±	—	—
		伏格列波糖（倍欣）	0.2	0.4~0.6	—	2~3	2±	—	—

表 2-47 部分胰岛素制剂作用时间

作用类别	胰岛素类型	注射途径	胰岛素注射后作用时间（h）			注射时间
			开始	最强	持续	
快（短）	正规胰岛素（RI）	皮下、静脉	1/2~1 即刻	2~4 1/2	6~8 2	餐前 0.5h，3~4 次／天
	锌结晶胰岛素（CZI）	皮下、静脉	1/2~1 即刻	4~6 1/2	6~8 2	餐前 0.5h，3~4 次／天
	半慢胰岛素锌悬液	皮下、静脉	即刻	2~6	12~16	餐前 0.5h，3~4 次／天
中效	慢胰岛素锌悬液	皮下	2	6~12	18~24	早餐或加晚餐前 1h，1~2 次／天
	2：1 胰岛素混合剂（正规胰岛素 2，精蛋白胰岛素 1）	皮下	4	12~16	24~36	
	中性鱼精蛋白锌胰岛素（NPH）	皮下	3~4	8~12	18~24	
慢（长）	特慢胰岛素锌悬液	皮下		16~18	30~36	早餐或加晚餐前 1h，1 次／天
	精蛋白锌胰岛素（PZI）	皮下	3~4	14~20	24~36	

注：1. NPH 系 Neutral Protamine Hagedorm 之简称，每 100U 胰岛素中有 0.3~0.6mg 鱼精蛋白及 0.016~0.14mg 锌

2. 慢胰岛素锌悬液中含有 30% 半慢液及 70% 特慢胰岛素锌悬液

3. 表中时间，仅供参考，因为胰岛素吸收、降解等受多因素影响

第十三节 镇静、镇痛技术

1. 疼痛程度评估

1.1 数字疼痛评分尺（Numerical Rating Scale, NRS）（图2–23）

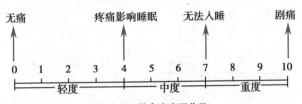

图2–23 数字疼痛评分尺

注：无痛0 轻度疼痛（1~3） 中度疼痛（4~6） 重度疼痛（7~10）

1.2 面部表情疼痛评分量表（Face Pain Scale, FPS）（图2–24）

表情图						
分值（分）	0	1~2	3~4	5~6	7~8	9~10
说明	无疼痛	有一点疼	有轻微的疼痛，能忍受	患者疼痛并影响睡眠，尚能忍受	疼痛难忍，影响食欲，影响睡眠	剧烈疼痛哭泣

图2–24 面部表情疼痛评分量表

1.3 语言评分法（Verbal Rating Scale, VRS）

轻度疼痛：有疼痛但可忍受，生活正常，睡眠无干扰。

中度疼痛：疼痛明显，不能忍受，要求服用镇痛药物，睡眠受干扰。

重度疼痛：疼痛剧烈，不能忍受，需用镇痛药物，睡眠受严重干扰，可伴自主神经紊乱或被动体位。

1.4 疼痛行为列表（Behavioral Pain Scale, BPS）（表2–48）

表 2-48　疼痛行为列表 BPS

观察指标	分值	描　　述
面部表情	1	放松
	2	面部部分紧绷（比如皱眉）
	3	面部完全紧绷（比如眼睑紧闭）
	4	做鬼脸，表情疼痛
上肢	1	无活动
	2	部分弯动（移动身体或很小心的移动身体）
	3	完全弯曲（手指伸展）
	4	肢体处于一种紧张状态
呼吸机顺应性	1	耐受良好
	2	大多数时候耐受良好，偶有呛咳
	3	人机对抗
	4	没法继续使用呼吸机

注：总分 3~12 分，3 分代表没有疼痛相关行为反应，12 分代表最强的疼痛相关反应.

1.5　重症监护疼痛观察工具（Critical-Care Pain Observation Tool，CPOT）（表 2-49）

表 2-49　重症监护疼痛观察工具 CPOT

	描　　述		评分
面部表情	观察不到肌肉的紧张	放松、中性的表情	0
	表现出皱眉头、眉毛下垂、眼窝紧缩、轻微的面肌收缩或其他改变（如在伤害性操作过程中出现眨眼或流泪）	表情紧张	1
	出现上述所有面部运动并有眼睑紧闭（可表现出张口或紧咬气管插管）	脸部扭曲表情痛苦	2

续表

	描　述		评分
身体活动	根本不动（不一定是没有疼痛）或正常体位（运动不指向疼痛位点或不是为了保护的目的而动）或正常体位	没有活动	0
	缓慢、小心的活动，触摸或者摩擦痛处，通过活动获取别人注意	防卫活动	1
	拔管，试图坐起，肢体乱动/翻滚，不听指令，攻击医护人员，试图爬离病床	躁动不安	2
人机协调或发声	通气顺畅，无呼吸机报警	人机协调	0
	呛咳，呼吸机报警触发，疼痛时自主呼吸暂停	呛咳但尚可耐管	1
	人机不同步，呼吸机频繁报警	人机对抗	2
	说话时语调平稳或不出声	语调平稳或不出声	0
	叹息、呻吟	叹息、呻吟	1
	哭喊、抽泣	哭喊、抽泣	2
肌紧张	对被动运动无抵抗	放松	0
	抵抗被动运动	紧张、僵直	1
	对被动运动强烈抵抗，无法完成被动运动	非常紧张、僵直	2

注：CPOT：0~8，≥3 分就有意义，目标分值 0~1

2. 镇静状态的主观评估

2.1 Richmond 镇静躁动评分（Richmond Agitation-Sedation Scale，RASS）（表 2-50）

表 2-50　Richmond 镇静躁动评分 RASS

分值	状态	临床症状
+4	有攻击性	有暴力行为
+3	非常躁动	试着拔出呼吸管胃管或静脉点滴
+2	躁动焦虑	身体激烈移动,无法配合呼吸机
+1	不安焦虑	焦虑紧张但身体只有轻微的移动
0	警觉但安静	清醒自然状态
−1	昏昏欲睡	没有完全清醒,但可保持清醒超过 10s
−2	轻度镇静	无法维持清醒超过 10s
−3	中度镇静	对声音有反应
−4	重度镇静	对身体刺激有反应
−5	昏迷	对声音及身体刺激都无反应

注:ICU 患者镇静目标:日间 RASS 0~−2 分,夜间 −1~−3 分

对于重度 ARDS、感染性休克抢救复苏期、颅脑创伤的颅高压期应要深度镇静,RASS−4~−5 分

2.2　Riker 镇静、躁动评分(Sedation-Agitation Scale,SAS)(表 2-51)

表 2-51　Riker 镇静、躁动评分 SAS

分值	状态	临床症状
7	危险躁动	拉扯气管插管,试图拔除各种导管,翻越床栏,攻击医护人员,在床上辗转挣扎
6	非常躁动	需要保护性束缚并反复语言提示劝阻,咬气管插管
5	躁动	焦虑,或身体躁动,经言语提示劝阻可安静
4	安静合作	安静,容易唤醒服从指令

续表

分值	状态	临床症状
3	镇静	嗜睡,语言刺激或轻摇动可唤醒并服从简单指令,但之后迅速入睡
2	非常镇静	对躯体刺激有反应,不能交流及服从指令,有自主运动
1	不能唤醒	对恶性刺激*无或仅有轻微反应,不能交流及服从指令

注:*恶性刺激:指吸痰或用力按压眼眶、胸骨或甲床 5s

2.3 肌肉运动评分法(Motor Activity Assessment Scale, MAAS)(表 2-52)

表 2-52 肌肉运动评分法 MAAS

分值	状态	临床症状
7	危险躁动	无外界刺激就有活动,不配合,拉扯气管插管及各种导管,在床上翻来覆去,攻击医务人员,试图翻越床栏,不能按要求安静下来
6	躁动	无外界刺激就有活动,试图坐起或将肢体伸出床沿。不能始终服从指令(如能按要求躺下,但很快又坐起来或将肢体伸出床沿)
5	烦躁但能配合	无外界刺激就有活动,摆弄床单或插管,不能盖好被子,能服从指令
4	安静合作	无外界刺激有活动,有目的的整理床单或衣服,能服从指令
3	触摸、呼叫有反应	可睁眼,抬眉,向刺激方向转头,触摸或大声叫名字时有肢体运动
2	仅对恶性刺激有反应	可睁眼,抬眉,向刺激方向转头,恶性刺激时有肢体运动
1	无反应	恶性刺激时无运动

2.4　常见镇静药物特点（表 2–53）

表 2–53　常见镇静药物特点

药物名称	优点	缺点
咪达唑仑	起效快、持续时间短	快速大剂量应用可抑制呼吸，可蓄积
劳拉西泮	ICU 长期镇静首选药	起效慢、易蓄积，苏醒慢
地西泮	单次给药起效快、苏醒快	大剂量应用可抑制呼吸和血压下降
丙泊酚	起效快、撤药后迅速清醒、镇静深度易控制	作用失效短，可产生过遗忘作用
右美托咪定	呼吸抑制轻微，同时具有镇静、抗焦虑和镇痛作用	低血压和心动过缓

3. ICU 谵妄诊断的意识状态评估法（The confusion assessment method for the diagnosis of delirium in the ICU, CAM–ICU）（表 2–54）

表 2–54　ICU 谵妄诊断的意识状态评估法 CAM–ICU

临床特征	评价指标
1. 精神状态突然改变或起伏不定	病人是否出现精神状态的突然改变？ 过去 24h 是否有反常行为。如：时有时无或者时而加重时而减轻？ 过去 24h 镇静评分（SAS 或 MAAS）或昏迷评分（GCS）是否有波动？
2. 注意力散漫	病人是否有注意力集中困难？ 病人是否有保持或转移注意力的能力下降？ 病人注意力筛查（ASE）得分多少？（如：ASE 的视觉测试是对 10 个画面的回忆准确度；ASE 的听觉测试病人对一连串随机字母读音中出现"A"时点头或捏手示意）

续表

临床特征	评价指标
3. 思维无序	若病人已经脱机拔管,需要判断其是否存在思维无序或不连贯。常表现为对话散漫离题、思维逻辑不清或主题变化无常。 若病人在带呼吸机状态下,检查其能否正确回答以下问题: 1. 石头会浮在水面上吗? 2. 海里有鱼吗? 3. 一磅比两磅重吗? 4. 你能用锤子砸烂一颗钉子吗? 在整个评估过程中,病人能否跟得上回答问题和执行指令? 1. 你是否有一些不太清楚的想法? 2. 举这几个手指头(检查者在病人面前举两个手指头)。 3. 现在换只手做同样的动作(检查者不用再重复动作)。
4. 意识程度变化 (指清醒以外的任何意识状态,如:警醒、嗜睡、木僵或昏迷)	清醒:正常、自主的感知周围环境,反应适度。 警醒:过于兴奋 嗜睡:瞌睡但易于唤醒,对某些事物没有意识,不能自主、适当的交谈,给予轻微刺激就能完全觉醒并应答适当。 昏睡:难以唤醒,对外界部分或完全无感知,对交谈无自主、适当的应答。当予强烈刺激时,有不完全清醒和不适当的应答,强刺激一旦停止,又重新进入无反应状态。 昏迷:不可唤醒,对外界完全无意识,给予强烈刺激也无法进行交流。

注:若病人有特征 1 和 2,或者特征 3,或者特征 4,就可诊断为谵妄。
SAS:镇静镇痛评分;MAAS:肌肉运动评分;GCS:Glasgow 昏迷评分

第十四节　常见管道护理技术

管道护理总原则:密闭、安全、无菌、通畅、观察、计量。

ICU 几种常见管道的护理要点如下(表 2-55):

表 2-55 ICU 几种常见管道的护理要点

管道名称	引流量	引流液性状	悬挂高度	拔管	注意事项
脑室引流管	每日 <300ml	正常为无色溶清透明，术后初期可略带血，以后转为黄色；大量鲜血引出或成血性脑脊液逐渐加深为脑室内出血；浑浊，呈毛玻璃状或有絮状物是有颅内感染征象	高出侧脑室 10~15cm，一般平卧时高出外耳道水平 10~15cm，侧卧时高出鼻尖水平 10~15cm，具体情况参照引流量适当调整		引流液随随患者呼吸、脉搏等上下波动示意通畅，反之不畅
创腔引流管	不限制	暗红色血性，如引流液鲜红色、温暖并且引流量较多，警惕术目引流内出血	与头部创腔一致，放于枕边，保持创腔内一定压力，防止脑组织移位。术后 24~48h 后可逐渐放低，每小时可挤压引流管，可给适量负压		
硬膜下引流管	少	暗红色	引流袋低于创腔 30cm		复查 CT 仍有血肿残留时，用生理盐水 3ml 加尿激酶 2~5万 U 注入血肿腔夹管 2h 后开放

续表

管道名称	引流量	引流液性状	悬挂高度	拔管	注意事项
颈部创口引流管	不限	暗红色	低于创腔，给予负压吸引		床旁常规备气切包、拆线剪、手套，一旦患者出现颈部压迫感、呼吸费力、烦躁、发绀等情况应立即敞开切口，清除血肿，结扎血管，必要时气管切开
胸腔闭式引流管	不限制	有深红色转为淡红色或血清样，以后逐渐转于淡黄色；如引流血性液体大于200ml/h，连续3h以上，经药物治疗无效，应考虑有内出血的可能	低于胸腔60cm	置管引流48~72h后，引流瓶中的气体无溢出且且引流液颜色变浅，24h引流量少于50ml，胸腔液少于10ml，肺部X线片显示肺膨胀良好无漏气，患者无呼吸困难或气促时，即可考虑拔管	患者取半卧位，床头抬高至少30°，利于引流；每30~60min挤管一次，必要时维持低负压（-8~-10cmH$_2$O）吸引；水封瓶水柱会随呼吸上下波动，没有波动应检查管道通畅情况；拔管后24h内应密切观察是否存在胸闷、呼吸困难、发绀、出血等，如有异常及时报告处理

续表

管道名称	引流量	引流液性状	悬挂高度	拔管	注意事项
胃肠减压	不限	胃液颜色正常为墨绿色（混有胆汁）。若颜色为鲜红色，提示胃内有出血；若颜色为咖啡色，提示胃内有陈旧性血液	放在枕边或悬挂于床边	拔管：肠蠕动恢复，肛门排气，无腹胀，引流液减少，肠鸣音正常，即可考虑拔管	防止胃管脱出，保持引流通畅，保证持续负压吸引，定期冲洗胃管。每日更换负压器，防止感染
胆道 T 管引流	800~1200ml 不限	正常胆汁：黄色或黄绿色，无杂质。胆汁混有红色时，提示胆道内有出血；胆汁混有脓性或泥沙样时，提示胆道感染及引流出残余结石	引流袋应低于引流口	30~40 天	妥善固定，防止受压、反折，经常挤捏引流管，防止残余结石堵塞，防止逆行感染，避免感染；注意保护引流管周围的皮肤，局部涂氧化锌软膏
腹腔引流管	不限制	血性液，如引流液为鲜红色且流速快时，提示活动性出血	引流袋应低于引流口	引流液较少或患者无引流液时，患者无其他不适，可考虑拔管	妥善固定，经常挤捏引流管，防止受压、反折，每日更换引流袋，注意无菌操作

第十五节　转　运　技　术

1. 转运的利益和风险评估

一旦重症患者需要采取的进一步加强治疗在原医疗单位无法实施，或进行必要的大型设备检查，即有指征转运。常需要考虑的影响转运决策的病情因素有：年龄、心律失常、去甲肾上腺素剂量、动脉血的氧合情况和 PEEP 水平等。而影响决策的最主要因素是护送人员的专业水准和转运条件。

2. 转运患者评估标准及转运人员要求（表 2-56）

表 2-56　转运患者评估标准及转运人员要求

级别	医务人员配置	分级细则（符合下列条件之一者）
A 级	医师护士转运	①生命体征不稳定者； ②使用机械或人工呼吸器者； ③转运过程随时有病情变化的可能，有转运禁忌证但因抢救需要医嘱必须转运者； ④转运过程必须佩带监护仪器、抢救药械者
B 级	2 个以上护理人员	①续静脉使用血管活性药物者； ②有创动脉导管置管者； ③有意识不清躁动者； ④有人工气道分泌物较多的患者； ⑤自主活动严重障碍无陪护人员的患者
C 级	护士转运	①静脉输液的患者； ②持续输氧的患者； ③带有人工气道、心包、胸腔、脑室、腹腔及其他专科高危引流管的患者； ④使用镇静药后有意识抵制等改变的患者
D 级	护工转运	除外上述情况的患者

3. 转运前准备（表 2–57）

表 2–57　转运前准备事项

	准备项目	准备细则
工作准备	确定转运方案	尤其确定工具和路线,目的地接收准备,设定备用方案
	随行设备	根据病人实际情况,准备多功能心电监护仪;气道管理器材(包括气管插管及便携式气道吸引装置);根据需要配备便携式人工呼吸机、供氧设备全程需要,并富余氧供 30min 以上;输液泵,必要时配备除颤仪。隔离患者做好转运相关人员及耗材设备的保护措施
	随行药品	必备肾上腺素及抗心律失常药。毒麻药品和其他急救药品可根据患者病情准备,携带足够量的液体和静脉点滴药物
	制定意外应急预案	制定心搏骤停、严重心律失常、窒息、突发性气胸等应急处理的预案,允许受过训练的随行人员在紧急情况下按方案紧急施救
	准备交班记录	书写交接内容,包括病情与治疗计划,准备好需要携带的病历资料
患者准备	呼吸功能不稳定的患者	转运前建立人工气道,带有气管插管的患者,出发前将插管固定牢靠,并标定插管深度 出发前再次清除气道分泌物 检查人工呼吸机,转运前需更换转运途中和接收单位可用的通气模式,保证患者能适应新模式通气并病情稳定

续表

准备项目	准备细则
循环功能不稳定的患者	积极复苏治疗,血压基本稳定方可转运
续胃肠减压患者	转运前需吸尽胃液,必要时在转运途中保持有效的胃肠减压,防止误吸
创伤患者	除非已排除脊柱损伤,否则转运中应使用脊柱固定装置
所有患者	开放安全的静脉通道
	对躁动、有粗鲁行为或不配合的患者,转运前可适当应用镇静剂和(或)肌松剂

4. 转运中的监护和生命支持(表 2-58)

表 2-58 转运中的监护和生命支持

项目	细则
转运中监护	重症患者转运时须监测动脉血压、脉搏、呼吸、血氧饱和度,条件许可尽可能实施持续心电监护和有创动脉血压监测,确保生命体征监测尽可能与转运前监护水平等同。肺动脉漂浮导管无法监测波形可退至右心房或上腔静脉。转运过程中患者的情况及医疗行为须全程记录
转运中呼吸支持	需要呼吸支持的患者支持力度尽量与转运前保持一致,注意呼吸机报警设置,防止通气不足或呼吸机相关肺损伤,保持气道通畅,适当使用镇静、镇痛药物,尽可能保留自主呼吸

续表

项目	细则
转运中循环支持	循环不稳定的患者,通路可留置中心静脉导管进行补液及输注血管活性药物(血管活性药物最好使用输液微泵),发生紧急状况时按照预案进行抢救
转达后后续医疗单位	通过医生－医生和(或)护士－护士交接,保证后续治疗及时进行。交接内容包括患者病史、重要体征、实验室检查、诊疗经过,转运前病情以及转运过程中有意义的临床事件,当前治疗措施、药物剂量用法。要确认并保证患者生命体征平稳,确认各导管及引流管位置、深度及引流量,交接后书面签字确认。转出方医院应负责向接收方提供详细的患者转院小结、有关化验、检查结果副本,治疗计划等医疗文书,可通过传真或随同患者转给接收方医院

第十六节　压疮的预防及治疗技术

1. 压疮好发部位(图 2-25,图 2-26)

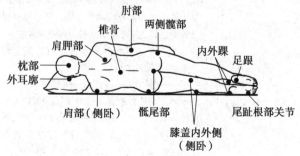

图 2-25　压疮好发部位(卧位)

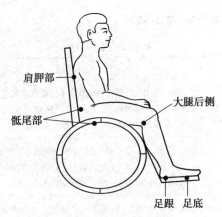

图 2-26 压疮好发部位（坐位）

2. 压疮危险评估表（Braden 评分）（表 2-59）

表 2-59 Braden 评分

评分内容	评估计分标准			
	1 分	2 分	3 分	4 分
感知能力	完全受限	大部分受限	轻度受限	无损害
潮湿程度	持续潮湿	经常潮湿	偶尔潮湿	罕见潮湿
活动能力	卧床	坐椅子	偶尔步行	经常步行
移动能力	完全受限	非常受限	轻微受限	不受限
营养摄取能力	非常差	可能不足	充足	丰富
摩擦力和剪切力	存在问题	潜在问题	不存在问题	

注：最高 23 分，最低 6 分

15~18 分　轻度危险

13~14 分　中度危险

10~12 分　高度危险

9 分以下　极度危险

分值越少，患者发生压疮的危险性越高，应采取相应的预防措施

125

3. 压疮分期（表 2-60）

表 2-60　压疮分期

压疮分级	临床特征
深部组织损伤	皮肤呈持续的非苍白性深红色,栗色或紫色,或者血疱。与周围组织比,这些受损区域可能有疼痛、硬块、有黏糊状的渗出、潮湿、发热或冰冷
1 期	皮肤颜色压之不褪的局限性红斑,深色皮肤其颜色可能与周围不同。与周围组织比,这些受损区域可能有疼痛、硬块、表面变软、发热或冰冷
2 期	真皮部分缺失,表现为一个浅的开放性溃疡,或一个完整的或破裂的水疱,无腐肉
3 期	全层皮肤组织缺失,可见皮下脂肪暴露,但骨头、肌腱、肌肉未外露,但组织缺失的深度不明确,有腐肉存在,可能包含有潜行和隧道
4 期	全层组织缺失、伴有骨、肌腱或肌肉外露,伤口的某些部位有腐肉或焦痂,常有潜行或隧道
不明确分期	全层组织缺失,溃疡底部有腐肉覆盖,或伤口有焦痂附着,只有足够的腐痂或痂皮脱落才能确定真正的分期和深度

4. 压疮的描述（表 2-61）

表 2-61　压疮的描述

组成	描述方法
伤口大小（cm）	纵轴(长)×横轴(宽)×深度(cm),人体从头到脚为纵轴,从左到右为横轴,伤口最深处到皮肤表面的距离为深度
潜行深度	将无菌止血钳或棉签沿边缘直接放入潜行隧道直至最深,测量其长度为潜行深度,以时钟方向表示其方位

组成	描述方法
组织形态	黑色结痂、黄色腐肉、红色肉芽组织（各占百分比）、表皮增生、伤口周围硬度
渗出液	性状：血性、浆液性、脓性 颜色：黄色澄清；淡红色、红色；黄脓、绿黄脓或褐色；灰色、蓝色； 气味：无味、腥臭味（铜绿假单胞菌感染）、粪臭味（金葡菌感染）、腐臭味（组织腐烂）、异味（密闭性敷料）
渗出液量	少量（<5ml）；中量（5~10ml）；大量（>10ml）
伤口周围皮肤组织	正常、泛白、粉红、深红、紫色、黑色、水肿、疼痛、色素沉着
举例	骶尾部Ⅳ期压疮，皮肤约 $5 \times 5 \times 2cm$ 溃疡，6~7点方向潜行 3cm，无渗液，局部疼痛，伤口周围皮肤苍白

5. 压疮各期护理要点（表2-62）

表2-62 压疮各期护理要点

压疮分级	图例	护理要点
深部组织损伤		完全减压 无血疱选择减压敷料 有血疱，引流血疱，予渗液吸收贴保护
1期		防止继续受压，增加翻身次数，局部可应用减压器具 如：U形枕，气垫床，水垫、气圈及透明贴或减压贴保护。 药物：赛肤润，红归酊

续表

压疮分级	图例	护理要点
2期		水胶体敷料、泡沫敷料覆盖,有水疱者,先覆盖透明贴,再用无菌注射器抽出水疱内的液体,避免继续受压
3期		完全减压 清洗伤口(过氧化氢溶液、盐水) 外科清创 视伤口及渗液情况选择敷料
4期		有针对性的选择各种治疗措施(渗液多选择藻酸盐填塞,渗液少选择溃疡糊,有感染选择银离子抗感染敷料)
不明分期压疮		完全减压 清洗伤口(过氧化氢溶液、盐水) 外科清创 难切除的焦痂和腐肉,可以采用无菌刀片在表面划痕,使用清创膏和溃疡贴

6. 各期压疮治疗措施(表 2-63)

表 2-63　各期压疮治疗措施

特点	常用敷料选择
干痂	水凝胶敷料(清创胶)+ 泡沫敷料
黑色期	清创胶 + 渗液吸收贴 / 溃疡贴
黄色期	清创胶 / 溃疡糊 + 渗液吸收贴
红色期	溃疡糊 + 渗液吸收贴

续表

特点	常用敷料选择
窦道/潜行	渗出液较多者用藻酸盐填充条＋泡沫敷料； 渗出液少者用溃疡糊＋渗液吸收贴
肉芽生长期	溃疡糊＋泡沫敷料
感染伤口	银离子泡沫敷料

7. 压疮的预防（表2-64）

表2-64 压疮的预防

预防项目	具体实施
压力管理	翻身 最大限度的活动和改变体位 应用气垫等减压设备
摩擦力和剪切力	床头抬高不得超过30° 必要时使用牵吊装置,使用过床单移动患者 如果肘部和足跟易受摩擦,应用软布、水胶体敷料予以保护 保持皮肤清洁
潮湿管理	保持皮肤清洁,使用温和的清洗液清洁皮肤,保护皮肤表面的弱酸性环境 根据潮湿情况,选择恰当的保护皮肤的护理产品 寻找潮湿原因并积极解决 大小便失禁的护理 避免因反复擦拭引起的机械性皮肤损伤
营养管理	给予高蛋白、高热量、高维生素、富含钙锌的饮食 吸收不良者给予胃肠调理 低蛋白血症患者静脉补充白蛋白 贫血者适当输血 尽快恢复内环境的平衡
其他护理	水肿患者要防止粘胶布处皮肤破损 约束患者防止约束处损伤 使用石膏、颈圈、支架、夹板牵引固定的患者,随时观察局部皮肤颜色和温度、感觉的变化 局部软组织预防性应用各种敷料,如耳朵、鼻部、面颊等

第十七节　约束技术

1. 约束评估表（表 2-65）

表 2-65　约束评估表

内容	7分	6分	5分	4分	3分	2分	1分
MAAS 级/意识	危险躁动,拉扯气管插管及各种导管,在床上翻来覆去,攻击医务人员,试图翻越床栏	躁动,试图坐起或将肢体伸出床沿,不能始终服从指令/意识处于嗜睡、昏睡、谵妄或模糊状态	烦躁但能配合,摆弄床单或插管,不能盖好被子,能服从指令/意识处于昏睡状态	安静、配合,有目的地整理床单或衣服,能服从指令	触摸、叫名字有反应	仅对恶性刺激有反应	无反应/昏迷或神志清,完全配合
肌力分级		肌力5级:正常肌力	肌力4级:能对抗阻力运动,较正常差	肌力3级:肢体能抬离床面,但不能对抗阻力	肌力2级:肢体能在床面移动,但不能抬起	肌力1级:肌肉可收缩,不能产生动作	肌力0级:完全瘫痪

续表

内容	7分	6分	5分	4分	3分	2分	1分
导管危险分级			气管插管、气管切开套管(<7天)、手术及介入操作置入的导管		一般有创操作下置入导管(中心静脉导管、PICC管等)		胃管、尿管、外周留置针、氧气导管等

约束等级　□完全约束:≥17分;　　□预防性约束:12~16分;　　□间断性约束:9~11分;
　　　　　　□预防性约束:≤8分或昏迷,肌力≤1级

完全约束(1级,针对躁动患者,需要四肢约束或全身约束,维持患者肢体功能位)
预防性约束(2级,针对意识处于嗜睡或谵妄、模糊状态以及意识清楚但焦虑不安、不配合的患者,约束患者肢体,给予肢体较大的活动度,但无法触及导管及管路跨越床栏)
间断性预防约束(3级,针对意识清醒能配合患者,在患者睡眠和护士不在床旁或需患者主动要求约束时使用)
无约束(4级,针对昏迷或意识清醒能配合、管路危险等级为低危及肌力≤1级的患者)

131

2. 约束安全（表 2-66）

表 2-66　约束安全要点

安全要点	解　　释
家属知情同意	避免纠纷
约束松紧度	患者肢体处于功能位,约束带下垫软衬垫,松紧能伸进一手指为宜
约束时间	至少 2h 解除约束带一次,时间为 15~30min
皮肤观察	每隔 15~30min 观察一次,观察局部皮肤有无红肿、苍白、青紫或皮肤破损
神志评估	对意识清醒的患者应教会呼叫、自救办法
心理支持	对意识清醒的患者定时给予心理支持或家属适当陪伴

第十八节　良肢位摆放技术

1. 定义

良肢位是为了保持肢体的良好功能而将其摆放在一种体位或姿势,是从治疗护理的角度出发而设计的一种临时性体位。是对中风患者早期最基础的治疗,对抑制痉挛模式(上肢屈肌痉挛、下肢伸肌痉挛)、预防肩关节半脱位、早期诱发分离运动等均能起到良好的作用。

2. 常见体位良肢位摆放要点（图 2-27~ 图 2-31,图中阴影代表偏瘫侧）

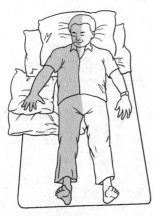

图2-27　良肢位摆放（平卧位）

平卧位要点：

头部：固定于枕头上，避免过伸、过屈和侧屈，面部朝向患侧；

患侧上肢：患肩下垫一小枕，使与健肩同高；患侧上肢向外固定在枕头上，和躯干呈90°角或大于90°；肘、腕、指尽量伸直，手指分开；

患侧下肢：患臀至大腿外下侧放置楔形枕头，防止下肢外旋；膝关节垫起微屈并向内；踝处中立位，即足尖向上。

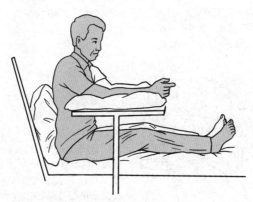

图2-28　良肢位摆放（床上坐位）

床上坐位要点：

床铺尽量平，患者下背部垫放枕头；

躯干：伸直；

髋部：屈曲90°，使上身正直，重量均匀分布于臀部两侧；

双膝下可垫一软垫，使膝微屈；

上肢：放在一张可调节桌上，桌上放一枕头。

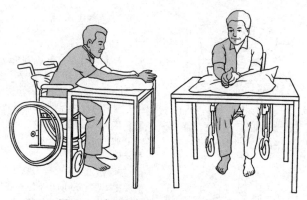

图 2-29 良肢位摆放(轮椅坐位、椅子坐位)

轮椅坐位、椅子坐位要点:

床铺尽量平,患者下背部垫放枕头;

躯干:伸直;

髋部:屈曲 90°,使上身正直,重量均匀分布于臀部两侧;

上肢:放在一张可调节桌上,桌上放一枕头;

双下肢:平放地上或板凳上。

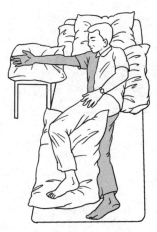

患侧卧位要点:

躯干略后仰,背后放一枕头固定,使身体放松;

患侧上肢:患肩向前平伸患侧上肢和躯干呈 80~90° 角,在床铺边放一小台子,使肘关节尽量伸直,手指张开,手心向上;即足尖向上;

患侧下肢:髋部伸展,膝微屈;

健侧上肢:自然置于身上或枕头上;

健侧下肢:保持踏步姿势。放在身前一枕头上;膝和踝关节自然微屈。

图 2-30 良肢位摆放(患侧卧位)

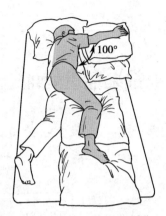

图 2-31 良肢位摆放（健侧卧位）

健侧卧位要点：

头部：避免向后扭转；

背后放一枕头，使身体放松；躯干略前倾。

患侧上肢：向前平伸，放在胸前的枕头上，和躯干呈 90~130°角，肘伸直，腕、指关节伸展放枕头上，避免腕及手悬空；

患侧下肢：髋、膝关节自然弯曲，放在身前似踏出一步远的枕头上，踝关节尽量保持在中立位，避免足悬空；

健侧上肢：自然放置；

健侧下肢：髋关节伸直，膝关节自然微屈；放在身前一枕头上；膝和踝关节自然微屈。

第 三 章

常见危重病证

第一节　急性意识障碍

【思维导图】

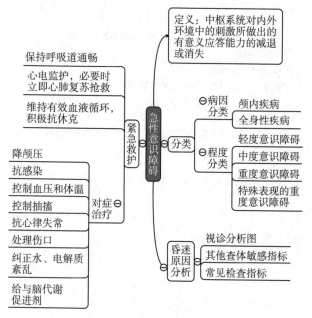

急性意识障碍思维导图

1. 意识障碍定义

意识是中枢神经系统对内、外环境中的刺激所作出的有意义的应答能力,这种应答能力的减退或消失就是不同程度的意识障碍,严重的称为昏迷。

2. 意识障碍分类

2.1 病因分类(表 3-1)

表 3-1 急性意识障碍的病因

病因分类		内 容
颅内疾病	局限性病变	脑血管病脑出血、脑梗死、暂时性脑缺血发作等
		颅内占位性病变原发性或转移性颅内肿瘤、脑脓肿、脑肉芽肿、脑寄生虫囊肿等
		颅脑外伤脑挫裂伤、颅内血肿等
	脑弥漫性病变	颅内感染性疾病;各种脑炎、脑膜炎、蛛网膜炎、室管膜炎、颅内静脉窦感染等
		弥漫性颅脑损伤
		蛛网膜下隙出血
		脑水肿
		脑变性及脱髓鞘性病变
	癫痫发作	
全身性疾病		急性感染性疾病各种败血症、感染中毒性脑病等
		内分泌与代谢性疾病如肝性脑病、肾性脑病、肺性脑病、糖尿病性昏迷、黏液水肿性昏迷、垂体危象、甲状腺危象、肾上腺皮质功能减退性昏迷、乳酸酸中毒等
		外源性中毒包括工业毒物、药物、农药、植物或动物类中毒等
		缺乏正常代谢物质:缺氧,缺血,低血糖
		水、电解质平衡紊乱
		物理性损害如日射病、热射病、电击伤、溺水等

昏 迷 病 因

颅脑局漫癫,肝肺肾脑败。

糖垂甲中毒,缺血氧糖乱。

解释:

　　第一句:颅脑局限性和弥漫性病变、癫痫。

　　第二句:各种脑病,如肝性、肺性、肾性脑病、败血症。

　　第三句:糖尿病性昏迷、垂体危象、甲状腺危象、各种中毒。

　　第四句:缺血、缺氧、低血糖、水和电解质紊乱。

2.2 程度分类(表3-2)

表 3-2 意识障碍的分类

分类	内容
轻度意识障碍	意识模糊
	嗜睡状态
	混浊状态
	朦胧状态
中度意识障碍	昏睡状态
	谵妄状态
重度意识障碍	浅昏迷
	中度昏迷
	深昏迷
特殊表现的重度意识障碍	去大脑皮质状态
	无动性缄默症
	持续性植物状态

3. 昏迷原因分析

3.1 视诊分析图(图3-1)

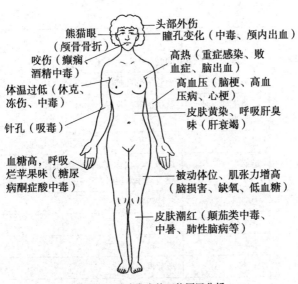

图3-1 昏迷发生的可能原因分析

3.2 其他查体分析敏感标识（表3-3）

表3-3 昏迷患者查体分析敏感指标

检查项目		提示内容
体温	增高	有感染性或炎症性疾患
	过高	可能为中暑、脑干损害
	过低	为休克、第Ⅲ脑室肿瘤、肾上腺皮质功能减退、冻伤或镇静药过量
脉搏	不齐	可能为心脏病
	微弱无力	休克或内出血
	过速	可能为休克、心力衰竭、高热或甲亢危象
	过缓	提示颅内压增高或阿-斯综合征
呼吸	深而快的规律性呼吸	常见于糖尿病酸中毒，称为Kussmual呼吸
	浅而快速的规律性呼吸	见于休克、心肺疾患或安眠药中毒引起的呼吸衰竭

续表

检查项目		提示内容
呼吸	潮式呼吸	间脑和中脑上部损害
	长吸气呼吸	中脑下部和脑桥上部损害
	共济失调性或点头呼吸	脑桥下部和延髓上部损害
血压	过高	颅内压增高、高血压脑病或脑出血
	过低	烧伤、脱水、休克、晕厥、肾上腺皮质功能减退或深昏迷状态
气味	酒味	急性酒精中毒
	肝臭味	肝性脑病
	苹果味	提示糖尿病酸中毒
	大蒜味	敌敌畏中毒
	尿臭味（氨味）	尿毒症
皮肤黏膜	黄染	肝性脑病或药物中毒
	发绀	多为心肺疾患
	多汗	有机磷中毒、甲亢危象或低血糖
	苍白	休克、贫血或低血糖
	潮红	阿托品类药物中毒、高热、一氧化碳中毒
	大片皮下瘀斑	胸腔挤压伤综合征
	面部黄色瘤	结节硬化病合并癫痫发作
头面部	鼻和耳道溢液或出血	常见于颅底骨折
	双瞳孔缩小	有机磷或安眠药中毒
	双瞳孔散大	阿托品类药物中毒或深昏迷状态
	双瞳孔不等大	可能有脑疝形成
	眼底视神经盘水肿	颅内压增高表现

续表

	检查项目	提示内容
胸部	桶状胸、听诊有啰音、唇甲发绀	有严重的肺气肿及肺部感染,可能合并肺性脑病
	心律异常	见于心房纤颤、心房扑动、阿-斯综合征等
腹部	肝、脾肿大合并腹水者	肝性脑病
	腹部膨隆且有压痛	内出血或麻痹性肠梗阻
四肢	肌束震颤	见于有机磷中毒
	双手扑翼样震颤	多为中毒性或代谢性脑病
	杵状指	慢性心肺疾患
	指甲内有横行白线	可能为重度贫血或重金属中毒
	双下肢可凹性水肿	可能为心、肾或肝疾患
神经系统	发热有脑膜刺激征	中枢神经系统感染
	不发热而有脑膜刺激征	见于蛛网膜下隙出血
	偏瘫	多见于脑血管病或颅内肿瘤

3.3 常见检查指标

（1）头颅 CT。

（2）血常规、尿常规、电解质、肝肾功能、血氨、动脉血气。

（3）腰椎穿刺判断是否为中枢神经系统感染。

（4）脑电图监测,判断有无非抽搐性癫痫。

4. 紧急救护

（1）保持呼吸道通畅,清除呼吸道分泌物,防止患者因呕吐导致窒息;吸氧,必要时气管切开或插管行人工辅助通气。

（2）心电监护,密切观察生命体征。注意心脏功能如有严重心律紊乱、停搏,应立即作心肺复苏的抢救措施。

（3）维持有效血液循环，积极抗休克治疗。

（4）对症治疗

①颅压高者给予降颅压药物如20%甘露醇、呋塞米、甘油果糖等，必要时进行侧脑室穿刺引流等；②预防感染或抗感染治疗；③控制过高血压及过高体温；④用地西泮、苯巴比妥等控制抽搐；⑤抗心律失常治疗；⑥处理伤口：有开放性伤口应及时止血、扩创、缝合、包扎，并应注意有无内脏出血；⑦纠正水、电解质紊乱，维持体内酸碱平衡，补充营养；⑧给予脑代谢促进剂，如ATP、辅酶A、胞二磷胆碱、脑蛋白水解物等。

第二节 高钾血症

【思维导图】

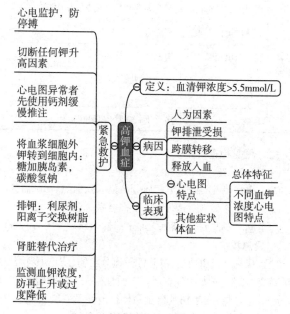

高钾血症思维导图

1. 定义　血清钾浓度 >5.5mmol/L 称为高钾血症。

2. 病因（表 3–4）

表 3–4　高钾血症常见病因

病因	说明
人为因素	过多补充是高钾的常见原因
	局部使用止血带反复止血
钾排泄受损	肾功能不全或衰竭
	盐皮质激素不足：爱迪生病、4 型肾小管酸中毒、遗传性酶缺乏、假性醛固酮减少症
	假性甲状旁腺功能减退症
	药物：保钾利尿剂；ACEI；血管紧张素受体阻断剂、非甾体类、β 受体阻断剂、地高辛、肝素、琥珀胆碱、环孢素、他罗利姆、喷他脒
跨膜转移	代谢性或呼吸性酸中毒
	家族性周期性高钾性肌麻痹
释放入血	横纹肌溶解
	烧伤
	创伤
	血小板增多症
	溶血
	白细胞增多

3. 临床表现

3.1　心电图总体特征

T 波高尖，基底变窄，两肢对称，呈帐篷状，在 Ⅱ、Ⅲ、V2、V3、V4 最为明显，此为高血钾症最早出现和最常见的心电图变化。

3.2　不同血钾浓度心电图特点（表 3–5，图 3–2）

表 3–5　不同血钾浓度心电图特点

血钾浓度	心电图特点
>5.5mmol/L	T 波高尖呈"帐篷状"，Q–Tc 延长
>6.5mmol/L	T 波继续增高，QRS 波群开始增宽
>7.0mmol/L	P 波增宽，P–R 间期延长，QRS 波群继续增宽
>8.5mmol/L	P 波可消失，QRS 波群明显增宽，ST 段压低，可出现房室交界区心律或窦–室传导
>12mmol/L	室速、室颤、心室停搏

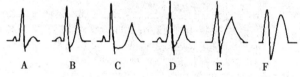

A　　B　　C　　D　　E　　F

A：Q–Tc 延长　　　　D：P 波增宽，ST 段抬高
B：T 波高尖　　　　　E：窦室传导
C：QRS 波群增宽　　 F：QRS 波与 T 波融合成正弦波

图 3–2　高钾心电图动态演变过程

3.3　其他症状体征（表 3–6）

表 3–6　高钾血症症状体征

血钾浓度	症状
5.5~7.0mmol/L	四肢及口周感觉麻木，极度疲乏，肌肉酸疼，肢体苍白湿冷；恶心呕吐和腹痛
>7.0mmol/L	四肢麻木软瘫，先为躯干后为四肢，最后影响到呼吸肌，发生窒息；烦躁不安或神志不清

注：高钾血症患者常常无症状，但可以心搏骤停首发

4.　紧急救护

（1）立即心电监护，给氧，做好恶性心律失常的抢救准备。

（2）暂停一切可以诱发血钾升高的药品或食物。

（3）复查血钾浓度。

（4）对有心电图改变者,给予10%葡萄糖酸钙10~20ml或10%氯化钙5~10ml,用10%葡萄糖注射液稀释后缓慢静脉推注,可重复给药。消除高钾对心肌细胞影响,对血钾浓度无影响。

（5）将血浆细胞外钾离子暂时转入细胞内:普通胰岛素10U加入50%葡萄糖50ml中静脉泵入。5%碳酸氢钠60~125ml静脉滴注,适合严重高钾伴酸中毒患者。

（6）促进钾离子排出体外:速尿20~40mg静脉推注,但对尿毒症少尿患者无效。钠型交换树脂聚苯乙烯（聚苯乙烯磺酸钠）30~90g口服或灌肠,肠道排钾,起效缓慢。

（7）透析治疗:血液透析为最快最有效的方法,应用低钾或无钾透析液进行血透,1~2h即可使高钾血症恢复到正常。

（8）继续治疗,确保血钾浓度不再继续升高或过低,1~3h复查血钾浓度。

📝 记忆歌诀

高 钾 血 症

高钾凶猛易停搏,高尖 T 波窦室传。
身软麻木肌酸痛,呕吐腹泻躁难安。
先补钙,后纠酸,碳酸与钙不能见。
泵胰糖,推速尿,血液透析降得快。

解释:
　　第三句:对有心电图变化者,先补钙稳定心肌细胞,碳酸氢钠与钙剂不能同通道应用,易产生沉淀物。

第三节 咯 血

【思维导图】

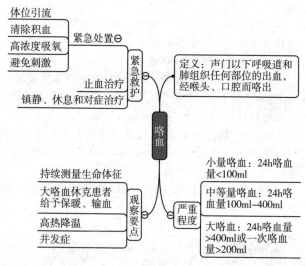

咯血思维导图

1. 定义

声门以下呼吸道和肺组织任何部位出血,经喉头、口腔而咯出称为咯血。

2. 咯血严重程度判断(表3-7)

表3-7 咯血严重程度判断

咯血程度	要点说明
小量咯血	24h咯血量<100ml(痰中带血);见于支气管炎、肺炎、支气管肺癌的患者
中等量咯血	24h咯血量在100~400ml;见于支气管异物、外伤、急性肺水肿、支气管扩张症、肺结核的患者

续表

咯血程度	要点说明
大咯血	见于以下任一情况：一次咯血量 >200ml；24h 咯血量 >400ml；48h 咯血量 >600ml；持续咯血需输液以维持血容量；咯血引起气道阻塞而发生窒息；大量咯血多见于肺结核空洞内小动脉破裂等患者

3. 紧急救护

3.1　咯血窒息的紧急处理

（1）体位引流：立即使患者取头低足高 45° 的俯卧位，用手轻拍患者的背部，鼓励咳嗽，以利于积血的排出。

（2）清除积血：用毛巾将口、咽、鼻内积血清除，并立即将舌拉出。必要时紧急气管插管，将有侧孔的较粗的吸痰管迅速插入气管内，边进边吸，深度要达到隆突部位。还可采用硬质支气管镜吸引。

（3）高浓度吸氧：气道阻塞解除后，立即给氧，氧气流量 4~6L/min，同时给呼吸兴奋剂，迅速改善组织缺氧状况。

（4）避免刺激：保持病室安静，抢救同时应酌情给予止血药物，并密切观察病情变化，防止再次咯血。

3.2　止血治疗

（1）药物止血：垂体后叶素 5~10U，溶于 10~20ml 生理盐水稀释，静脉缓慢推注（10min 以上），或以 10~20U 加入 5% 葡萄糖液 500ml 缓慢静脉滴注，必要时 6~8h 重复一次。高血压、冠心病和妊娠者禁用。

（2）气管镜下止血：用肾上腺素 2~4mg 加入 0.9% 氯化钠 10~20ml 局部滴入。

（3）紧急手术止血：仅用于经内科综合治疗无效或有窒息危险的大咯血患者。手术适应证：①咯血量 >600ml/12h；②一次咯血量 ≥200ml 并于 24h 内反复发生；③曾有大咯血窒息史者。手术禁忌证包括肺癌晚期出血、二尖瓣狭窄出血、全身有出血倾向者，体质极差伴有肺功能不全和出血部位难以确

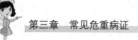

定者。

3.3　镇静、休息和对症治疗

大量咯血患者应保持卧床休息,以患侧卧位为宜,尽量避免血液流向健侧肺,若不能明确出血部位,可暂时取平卧位。对精神紧张、恐惧不安者,必要时可用少量镇静药。咳嗽剧烈的患者,可适当给予止咳药。禁用吗啡,以免过度抑制咳嗽,使血液及分泌物淤积气道而引起窒息。

4. 观察要点

（1）严密观察病情,对大中量咯血者,应持续测量生命体征。

（2）对大咯血伴休克的患者,应注意保暖,根据血红蛋白和血压测定酌情给予少量输血。

（3）对有高热的患者,胸部或头部可置冰袋,有利于降温止血。

（4）观察有无咯血窒息的表现,观察治疗效果,特别是药物不良反应,根据病情及时调整药液滴速。观察有无并发症的表现,及时处理。

记忆歌诀

咯　血

喉痹胸闷血中痰,小1中4大凶险。
头低足高患侧卧,清除积血畅气道。
给高氧,兴呼吸,最关键,防窒息。
止血药术气管镜,保暖镇静对症治。

解释:

第一句:24h<100ml 为小量咯血,24h<400ml 为中量咯血,>400ml/24h 为大咯血,大咯血较为凶险。

第四节 抽 搐

【思维导图】

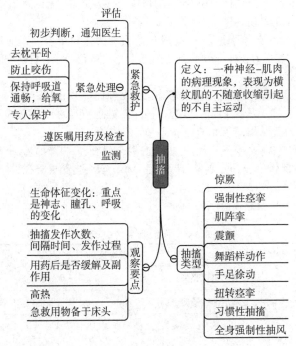

抽搐思维导图

1. 定义

抽搐是一种神经–肌肉的病理现象,表现为横纹肌的不随意收缩引起的不自主运动。

2. 抽搐类型

(1)惊厥:是常见的一种不随意运动,这是全身或局部肌群发生的强直和阵挛性抽搐,可伴有或不伴有意识障碍。

(2)强直性痉挛:指肌肉呈强直性收缩。

（3）肌阵挛：短暂的、快速的、触电样重复的肌肉收缩,可遍及数组肌群或部分肌肉。

（4）震颤：关节的促动肌与拮抗肌有节律的轮替运动,其幅度可大可小,其速度可快可慢,因不同疾病而异。

（5）舞蹈样动作：突发的快速的、无定型的、无目的、粗大的肌群跳动。

（6）手足徐动：手指或足趾出现的比较缓慢的扭曲动作,表现为各种奇形怪状,其速度介乎于舞蹈动作与扭转痉挛之间。

（7）扭转痉挛：肢体近端以及脊柱肌群的缓慢扭转动作。

（8）习惯性抽搐：快速、短暂、重复的、有目的的、刻板式的不随意动作,常见的有眨眼、努嘴、蹙额、耸肩等。

（9）全身强直性抽风：全身肌肉强直,一阵阵抽动,呈角弓反张(头后仰,全身向后弯呈弓形),双眼上翻或凝视,神志不清。

3. 紧急救护（表 3-8）

表 3-8　抽搐的紧急救护步骤

步骤	要点说明
评估	突然意识丧失
	头后仰或转向一侧,眼球向上或转向一侧,四肢强直
	出现尖叫、呼吸暂停、面色发绀、瞳孔散大或伴大小便失禁
初步判断	抽搐,立即通知医师
紧急处理	将患者去枕平卧、头偏一侧,并解开衣领,不可强按肢体,以免骨折
	取下假牙,正确使用压舌板,防止咬伤舌、颊
	保持呼吸道通畅,及时吸痰、吸氧,必要时做好气管插管的准备
	专人救护;护栏保护

续表

步骤	要点说明
确认有效医嘱并执行	建立静脉通道,正确使用镇静药和抽血检查;地西泮为各型癫痫持续状态最有效的首选药物,苯巴比妥为抗癫痫持续状态药物,有效而安全
	查找原因,积极治疗原发病
	纠正代谢障碍和水、电解质紊乱
监测	生命体征及意识水平;发作频率及伴随症状;感觉、知觉;血电解质;瞳孔大小及对光反应

4. 观察要点

（1）观察生命体征的变化,尤其是神志、瞳孔、呼吸的变化。

（2）观察抽搐发作次数、间歇时间、发作过程。

（3）观察用药后发作是否缓解以及副作用。地西泮可抑制呼吸,用药过程中注意观察呼吸,如有呼吸抑制,立即停药。苯巴比妥的主要缺点是抑制呼吸作用较强,对血压和意识也有影响。

（4）高热时采取物理降温。

（5）遵医嘱用药,及时处理各种电解质紊乱。

（6）将各种急救物品备于床头。

📝 记忆歌诀

抽 搐

惊强颤舞肌阵挛,手扭强风习惯抽。

去枕平卧通气道,安定苯巴镇静药。

查瞳孔,判呼吸,护口舌,勿强压。

解释:

第一句:惊厥、强直性痉挛、震颤、舞蹈样动作、肌阵挛,手足徐动、扭转痉挛、全身强直性抽风、习惯性抽搐。

第五节　休　　克

【思维导图】

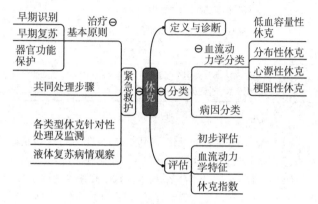

休克思维导图

1. 休克定义与诊断

休克是机体由各种严重致病因素（创伤、感染、低血容量、心源性和过敏等）引起有效血容量不足而导致的以急性微循环障碍，组织和脏器灌注不足，组织与细胞缺血、缺氧、代谢障碍，器官功能受损为特征的综合征。

诊断：

①有发生休克的病因；

②意识异常；

③脉搏快超过 100 次 / 分，细或不能触及；

④四肢湿冷，胸骨部位皮肤指压阳性（压后再充盈时间 >2s），皮肤花斑，黏膜苍白或发绀，尿量小于 30ml/h 或无尿；

⑤收缩压 <80mmHg；

⑥脉压 <20mmHg；

⑦原有高血压患者收缩压较原水平下降 30% 以上。

凡符合①，以及②③④中的两项，和⑤⑥⑦中的一项即可成立诊断。

2. 分类（表3–9）

表3–9　休克的分类

按血流动力学分类

低血容量性休克	基本机制为循环容量的丢失，是由如创伤性大失血、内脏破裂出血、感染、烧伤、呕吐、腹泻、利尿、大量抽腹水或胸腔积液等原因，使循环容量转移到体外，所致的水和电解质的丢失
分布性休克	基本机制为血管收缩舒张调节功能异常，其中以体循环阻力正常或增高为主要表现者，主要是由于容量血管扩张、循环血量相对不足所致。可见于脊髓损伤或麻醉药物过量等；而以体循环阻力降低为主要表现者，主要由感染因素所致，导致血液重新分布，也就是临床上所称的感染性休克
心源性性休克	基本机制为泵功能衰竭，由于心脏泵功能衰竭而导致心排出量下降，引起的循环灌注不良，组织细胞缺血缺氧。导致心源性休克的原因主要有终末期心肌病、心力衰竭、急性心肌梗死和严重心律失常等
梗阻性休克	基本机制为血流的主要通道受阻，导致心排出量减少，氧输送下降而引起循环灌注不良，组织缺血缺氧

按病因分类

（1）低血容量性休克 （2）心源性休克 （3）感染性休克 （4）过敏性休克 （5）神经源性休克

3. 各类型休克的评估

3.1　初步评估（表3–10）

153

表3-10　休克的初步评估

评　　估	初步判断
面色苍白、表情淡漠 口渴、肢体湿冷 脉搏细速、血压下降、脉压减少	低血容量性休克
感染基础上出现体温（T）>39℃或不升、畏寒、寒战、皮肤湿冷 嗜睡、躁动、脉搏细速、脉压减少	感染性休克
接触药品、食品或物品后 突然胸闷、气促、面色苍白或发绀、嗜睡、肢体湿冷、意识丧失、脉搏细速	过敏性休克
心包积液病史，慢性病急性恶化，考虑为心包缩窄或填塞 胸闷、呼吸困难、胸部叩诊鼓音，听诊患侧呼吸音消失，纵隔向健侧移位伴颈静脉怒张，考虑为张力性气胸 全身水肿考虑为腔颈静脉梗阻 胸痛、咳嗽、呼吸急促，考虑为肺动脉栓塞 心脏瓣膜听诊区有相应杂音，考虑为心瓣膜狭窄	梗阻性休克

3.2　各类休克的血流动力学特征（表3-11）

表3-11　各类休克的血流动力学特征

休克类型		MAP	CO	SVR	PAWP	CVP	SVO₂	Lac
低血容量性休克		↓	↓↓	↑	↓↓	↓↓	↓	↑
分布性休克	感染性休克	↓	↑↑ or nl	↓ or ↓↓	↓ or nl	↓ or nl	↑ or ↑↑	↑
	过敏性休克	↓	↑↑ or nl	↓ or ↓↓	↓ or nl	↓ or nl	↑ or ↑↑	↑
心源性休克	心肌病	↓	↓↓	↑	↑↑	↑↑	↓	↑
	急性室间隔缺损	↓	LVCO↓↓ RVCO>LVCO	↑	nl or↑	↑ or↑↑	↓	↑
	急性二尖瓣反流	↓	↓↓	↑	↑↑	↑ or↑↑	↓	↑
	心肌梗死	↓	↓↓	↑	nl or↑	↑↑	↓	↑

续表

休克类型		MAP	CO	SVR	PAWP	CVP	SVO₂	Lac
梗阻性休克	心脏压塞	↓	↓ or ↓↓	↑	↑↑	↑↑	↓	↑
	大面积肺梗死	↓	↓↓	↑	nl or↓	↑↑	↓	↑

注:nl 表示正常

3.3　休克指数

$$休克指数 = \frac{脉率}{收缩压(mmHg)}$$

注:指数为 0.5 多提示无休克

　　>1.0~1.5 提示有休克,失血 20%~30%

　　>1.5 为严重休克,失血 30%~50%

　　>2.0 为严重休克,失血 >50%

4. 紧急救护

总原则:早识别,早复苏,器官早保护。

4.1　紧急处理(表 3-12)

表 3-12　休克的紧急处理步骤

类型	紧急处理
共同处理步骤	卧位:立即通知医师,取平卧位或中凹卧位,有心衰或肺水肿者给予半卧位或端坐位
	吸氧:通常以鼻导管吸氧或面罩供氧,必要时可使用呼吸机辅助呼吸
	保暖:注意四肢和躯干的保暖,适当加盖棉被
	及早建立静脉通道:建立两条或两条以上静脉通道,以保证扩容治疗和各类药物的及时使用,并可同时抽血进行血型检查及配血,其中一条应为深静脉,以供监测中心静脉压
	镇静止痛:剧烈疼痛可引起和加重休克,对创伤性休克、神经源性休克、急性心肌梗死引起的心源性休克等患者,应注意及时控制剧烈疼痛,遵医嘱使用镇静、止痛药物
	密切观察心率、血压、呼吸、脉搏、血氧饱和度变化并记录

续表

类型	紧急处理
共同处理步骤	保持舒适:保持病室安静,空气清洁;口腔和皮肤护理;保持营养供给;提供心理支持
低血容量性休克	确认有效医嘱并执行:快速补液,必要时备血、输血;药物治疗用扩容药、血管活性药物等;维持水、电解质及酸碱平衡;积极处理原发病
	监测:意识、生命体征;尿量;皮肤黏膜出血、出汗、皮肤弹性;中心静脉压
心源性休克	迅速检查心功能不全及心搏量减少的原因和程度
	立即行心电图检查,分析原因并对症处理
	药物疗法,利多卡因、洋地黄、多巴胺、肾上腺素等按医嘱静脉给药
	心脏压塞者应进行心包穿刺术或心包手术
感染性休克	早期进行目标治疗:
	补液:使 CVP 达到 8~12mmHg、平均动脉压 ≥65mmHg、尿量 ≥0.5ml/(kg·h)、中心静脉或混合静脉饱和度(SvO_2 或 $ScvO_2$)≥70%;
	血管活性药物:多巴胺、去甲肾上腺素、多巴酚丁胺。
	输注红细胞:液体复苏使 CVP 已达到 8~12mmHg,但 SvO_2<65% 或 $ScvO_2$<70%,血红蛋白 <70g/L,应输注红细胞使血细胞比容 >30%,血红蛋白升至 70~90g/L。
	补充血小板:血小板 <5×10^9/L 时,即给血小板悬液 1~2U 治疗;血小板在(5~30)×10^9/L 且有明显出血倾向时,应考虑输注血小板
	药物治疗:用激素,血管活性药,强心药;维持水、电解质及酸碱平稳;积极治疗原发病;必要时做好术前准备
	监测:意识;体温;呼吸、脉搏、血压;24h 及每小时尿量;皮肤黏膜出血、出汗、皮疹;中心静脉压,血气分析
过敏性休克	确认有效医嘱并执行:药物引起立即停药;0.1% 肾上腺素 0.5~1ml 皮下注射;吸氧;抗过敏如激素、异丙嗪、葡萄糖酸钙等;应用呼吸兴奋药;应用血管活性药;应用纠正酸中毒药物

续表

类型	紧急处理
过敏性休克	监测：意识；生命体征；皮肤黏膜出血、出汗、皮疹等
	告知：向患者和家属告知过敏原，并在住院、门诊病历上做出标志
神经源性休克	立即输液，给予生理盐水或林格溶液；给多巴胺及去甲肾上腺素等药物

4.2　休克患者液体复苏病情观察（表 3-13）

表 3-13　休克患者液体复苏的病情观察

观察项目	血容量不足	血容量补足
意识	烦躁、淡漠或昏迷	清醒、安静
皮肤	苍白、发绀、瘀斑	红润
颈静脉	塌陷	充盈
毛细血管苍白恢复试验	转红慢或发绀	1s 内转红
四肢温度	厥冷	温暖
呼吸	浅快不规则	正常
脉搏	细速、>100 次 / 分	有力、<100 次 / 分
收缩压	<90mmHg	>90mmHg
脉压	<30mmHg	>30mmHg
尿量	<30ml/h	>30ml/h

记忆歌诀

休克紧急救护

平卧中凹头略低，心衰特殊半坐卧。
吸氧扩容加保暖，镇静止痛不能晚。
生命体征勤观察，意识尿量和血压。
强心利尿通血管，备血纠酸抗感染。
各型休克辨仔细，原发处理要积极。

第六节　脓　毒　症

【思维导图】

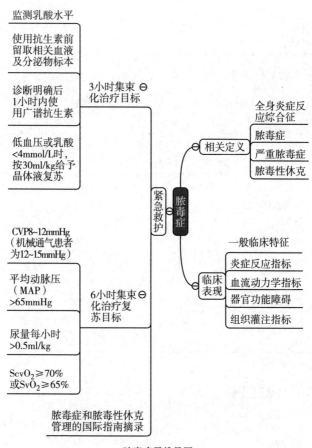

脓毒症思维导图

1. 相关定义

1.1 全身炎症反应综合征

全身炎症反应综合征(systemic inflammatory response syndrome,SIRS)是指任何致病因素作用于机体所引起的全身炎症反应。诊断 SIRS 需满足以下两条或两条以上。

(1)体温 >38℃或者 <36℃。

(2)心率 >90 次 / 分。

(3)呼吸 >20 次 / 分或 $PaCO_2$<32mmHg。

(4)WBC>12×10^9/L 或 <4×10^9/L 或未成熟粒细胞 >10%。

1.2 脓毒症

脓毒症(sepsis)是指严重感染引起的宿主反应失调导致的致命性器官功能障碍,器官功能障碍指感染引起的 SOFA 评分急性改变≥2 分。

1.3 严重脓毒症

严重脓毒症(severe sepsis)是指合并器官功能障碍和(或)组织灌注不足的脓毒症。器官功能障碍可以通过 Marshall 评分系统或序贯器官衰竭评分进行诊断和评估其严重性。婴幼儿也有相应的评分系统。

1.4 脓毒性休克

脓毒性休克(septic shock)是指脓毒症患者尽管充分的液体复苏,仍存在持续低血压,需要使用升压药物维持平均动脉血压 >65mmHg 以上,乳酸 2mmol/L 以上。其诊断标准为:收缩压 <90mmHg 或收缩压减少 >40mmHg;平均动脉压 <70mmHg;毛细血管再充盈时间 >2s;四肢厥冷或皮肤花斑;尿量减少。

2. 临床表现

(1)一般临床特征

①发热(体温 >38.3℃)或低体温(体温 <36℃);

②心率 >90 次 / 分钟,或大于不同年龄正常值的两个标准差;

③气促;

④精神状态的改变;

⑤明显水肿或液体正平衡(24h 超过 20ml/kg);

⑥高血糖症（血糖 >7.7mmol/L）且无糖尿病史。

（2）炎症反应指标

①白细胞增多（WBC>12×10⁹/L）；

②白细胞减少（WBC<4×10⁹/L）；

③WBC 正常但幼稚白细胞总数超过 10%；

④血浆 C 反应蛋白 > 正常两个标准差；

⑤血浆降钙素原 > 正常两个标准差。

（3）血流动力学：低血压［收缩压 <90mmHg（1mmHg=0.133kPa），平均动脉压（MAP）<70mmHg 或成人收缩压下降超过 40mmHg 或低于年龄段正常值两个标准差］。

（4）器官功能障碍

①低氧血症［PaO₂/ 吸氧浓度（FiO₂）<300mmHg］；

②急性少尿［即使给予足够的液体复苏，仍然尿量 <0.5ml/（kg·h）且至少持续 2h 以上］；

③血肌酐 >44.2μmol/L（0.5mg/dl）；

④凝血功能异常（国际标准化比值 INR>1.5 或 APTT>60s）；

⑤肠梗阻（肠鸣音消失）；

⑥血小板减少（PLT<100×10⁹/L）；

⑦高胆红素血症［血浆总胆红素 TBil>70μmol/L（4mg/dl）］。

（5）组织灌注指标

①高乳酸血症（乳酸 >3mmol/L）；

②毛细血管再灌注能力降低或瘀斑形成。

3. 紧急救护

3.1 脓毒症指南中 3h 治疗目标和 6h 复苏指标（表 3-14）

3.2 脓毒症和脓毒性休克的管理国际指南（2016）推荐建议摘录

（1）脓毒症以及脓毒性休克是医疗急症，治疗以及复苏应该立即尽早开始。

（2）对脓毒症诱导的低灌注，在开始的 3h 内，给予至少 30ml/kg 的晶体液。

（3）在完成初始液体复苏后，需要反复进行评估血流动力学状态指导进一步的液体使用。

表3-14　脓毒症指南中3h治疗目标和6h复苏指标

3h治疗目标	6h复苏指标
监测乳酸水平	中心静脉压8~12mmHg
使用抗生素前留取相关血液及分泌物标本	动脉平均压≥65mmHg
明确诊断后1h内使用抗生素	尿量≥0.5ml/（kg·h）
低血压或乳酸>4mmol/L时，按30ml/kg给予晶体液复苏	中心静脉（上腔静脉）或混合静脉血氧饱和度≥70%或65%

（4）如果临床检查无法得出明确的诊断，推荐进一步的血流动力学评估（例如评价心功能），判断休克的类型。

（5）在尽可能的情况下，和静态指标相比，倾向使用动态指标预测液体反应性。

（6）对于脓毒性休克需要血管活性药物的患者，推荐初始目标平均动脉压为65mmHg。

（7）对于乳酸水平升高，提示组织低灌注的患者，我们建议进行乳酸指导性复苏，并将乳酸恢复正常水平。

（8）在不会显著延迟启动抗生素治疗的前提下，对于怀疑脓毒症或者脓毒性休克的患者，推荐常规在使用抗生素之前，进行微生物培养（包括血培养）。

（9）对于留置有超过48h的静脉导管的可疑脓毒症患者，如果感染部位不明确，或者怀疑有导管感染，那么至少一组血需要从导管里面抽（同时抽外周血）。如果感染源怀疑不是导管的而是其他部位的，那么抽血至少一组是外周血。以下提供三种可供选择的方案：①所有的血标本都从静脉穿刺处抽血；②从每一处不同的静脉管路抽血（而不是同一静脉管路的多腔导管抽取）；③同一静脉管路的多腔导管抽取。

（10）在识别脓毒症或者脓毒性休克后1h内尽快启动静脉抗生素使用。

（11）对于表现为脓毒症或者脓毒性休克的患者，推荐经验性使用一种或者几种广谱抗生素进行治疗，以期覆盖所有可能的病原体（包括细菌以及潜在的真菌或者病毒）。

（12）我们推荐一旦可以确认微生物，同时药敏结果已经明确，和（或）充分的临床症状体征改善，需要将经验性抗生素治疗转化为窄谱、针对性用药。

（13）对于严重的炎症状态，但是无感染源，不推荐持续系统性使用抗生素进行预防感染（例如严重胰腺炎、烧伤）。

（14）建议抗生素治疗疗程为7~10天，对于大多数严重感染相关脓毒症以及脓毒性休克是足够的。

（15）在血流动力学指标持续在改善的前提下，当持续进行液体输注时，推荐使用补液试验。

（16）对于脓毒症以及脓毒性休克患者，在早期液体复苏以及随后的容量置换中，推荐首选晶体液。

（17）对于脓毒症或者脓毒性休克患者，建议可以使用平衡液或者生理盐水进行液体复苏。

（18）建议早期复苏阶段以及随后的容量置换阶段，当需要大量的晶体液时，额外使用白蛋白。

（19）对于脓毒症或者脓毒性休克患者，我们不建议使用羟乙基淀粉进行血容量的扩充。

（20）我们推荐去甲肾上腺素作为首选的血管活性药物，可以加用血管加压素或者肾上腺素以达到目标MAP。

（21）在经过充分的液体负荷以及使用血管活性药物之后，仍然存在持续的低灌注，建议使用多巴酚丁胺。

（22）如果资源允许，建议所有需要血管活性药物的患者，尽快进行动脉置管进行连续性血压测定。

（23）推荐当血色素降至<7g/dl时，进行RBC的输注。但要排除以下可以稀释低血色素的原因，例如心肌缺血，严重低氧血症，或者急性出血。

（24）推荐对脓毒症诱发急性呼吸窘迫综合征（ARDS）患者进行机械通气时设定低潮气量（6ml/kg），平台压≤30cmH$_2$O；容许性高碳酸血症；设定PEEP以防止呼气末肺塌陷，通常防止肺塌陷PEEP需>5~18cmH$_2$O。对脓毒症诱发的中重度

ARDS 患者使用俯卧位通气,尤其适用于 $PaO_2/FiO_2<100mmHg$ 患者。

（25）建议在脓毒症患者使用机械通气时,使用程序化镇静。

（26）建议在无禁忌证的情况下,推荐对严重脓毒症患者应用肝素进行深静脉血栓的预防。可应用弹力袜、气压治疗仪等机械预防。

（27）存在营养风险的严重脓毒症患者,早期营养支持应避免过度喂养,以 20~25Kcal/kg 为目标。

（28）伴有高血糖（连续两次血糖 >10mmol/L）的严重脓毒症患者,应控制血糖≤10mmol/L,并建议采用规范化（程序化）血糖管理方案。

（29）预防应激性溃疡,重度脓毒血症患者使用 H_2 受体拮抗药或质子泵抑制药预防应激性溃疡,预防上消化道出血。

记忆歌诀

脓毒症休克治疗

脓毒症,感染重,
低灌注,乳酸高。
早复苏,快补液。
先晶后胶,活性药。
抗生素,1 小时,
留标本,查源头。
呼吸机,低气量,
降血糖,防溃疡。
找病因,针对强。

第七节 导管相关性血流感染

【思维导图】

半量或定量导管培养阳性，同时至少一个经皮血培养和导管末端培养出同种微生物

定量培养时，导管血培养结果是静脉血的三倍或以上

导管血液培养阳性报警时间比静脉血早2小时或以上

外周血和导管出口部位脓液培养均为阳性，并且为同一株微生物

插管部位炎症

临床严重感染和严重疾病状态

导管相关并发症

临床表现

确诊条件

导管相关性血流感染

外部细菌通过导管周围皮肤隧道入血

插管部位选择

注意手卫生和无菌操作

插管部位皮肤准备

插管部位敷料应用

其他措施

预防策略

发病机制

外部细菌通过导管管口进入导管内部

血液感染中任何来源的导管血源性散播

污染的药物或者液体经过血管内导管的散播

导管相关性血流感染思维导图

1. 导管相关性血流感染（Catheter-Related Bloodstream Infection，CRBSI）的有关定义（表 3-15）

表 3-15 导管相关性血流感染的有关定义

名称	定义
导管病原菌定植	导管头部、皮下部分或导管接头处定量或半定量培养，确认有微生物生长
静脉炎	沿着插入导管的静脉出现硬结、红斑、热、痛和触痛

续表

名称	定　义
出口部位感染	出口部位2cm内的红斑、硬结和（或）触痛；或导管出口部位的渗出物培养出微生物，可伴有其他感染征象和症状，伴或不伴有血行感染
隧道感染	导管出口部位和（或）>2cm，延导管隧道的触痛、红斑、硬结，伴或不伴有血行感染
皮下囊感染	指完全置入血管内装置皮下囊内有感染性积液；常有表面皮肤组织触痛、红斑和（或）硬结；自发的破裂或引流，表面皮肤的坏死。可伴或不伴有血行感染
输注相关性血流感染	从输注液和经皮肤采集的血培养出一致的微生物，无其他确定的感染源 或指留置血管内装置的患者出现菌血症，经外周静脉抽取血液培养至少一次阳性结果，同时伴有感染的临床表现，且除导管外无其他明确血行感染源
导管相关性血流感染	导管相关的血行感染仅限于导管感染导致的血行感染，导管尖端培养与外周血培养为同一致病菌，能够排除其他部位的感染

2. 确诊 CRBSI 条件

（1）有一次半定量导管培养阳性（每导管节段≥15CFU）或定量导管培养阳性（每导管节段≥100CFU），同时至少一个经皮血液培养和导管末端培养出同种微生物。

（2）定量血培养时，导管血液培养结果是静脉血培养结果的三倍或三倍以上可以确诊 CRBSI。

（3）对于差异报警时间，导管血液培养阳性报警时间比静脉血液培养阳性报警时间早 2h 或以上可以确诊 CRBSI。

（4）外周血和导管出口部位脓液培养均为阳性，并为同一株微生物。

3. CRBSI 的发病机制

（1）外部表面的细菌定植在导管接触穿刺部位时就已经开始，微生物通过导管周围皮肤隧道进入血流。

（2）导管内表面的定植可能由于使用时导管管口和内表面定植而发生，频繁的打开导管管口目前认为是细菌定植的重要来源。

（3）在血流感染中任何来源的导管血源性散播。

（4）污染的药物或者液体经过血管内导管的散播。

4. 临床表现（表 3-16）

表 3-16　导管相关性血流感染的临床表现

	临床表现
插管部位炎症	置管部位的红肿、硬结、或有脓液渗出
临床严重感染和严重疾病状态	具有下列任何一个症状或体征而无任何依据 – 发热（>38℃） – 寒战 – 低血压（收缩压≤90mmHg） – 少尿（<20ml/h）
导管相关并发症	感染性心内膜炎、感染性血栓性静脉炎、骨髓炎和其他迁徙性病灶

5. 预防策略

5.1　插管部位选择

（1）外周及中心导管

①成人应选择上肢部位进行插管。

②儿童选用上肢、下肢或头皮（新生儿或小婴儿）部位均可。

③当治疗持续时间超过 6 天时，应使用中线导管或经外周中心静脉导管（peripherally inserted central catheters，PICC）。

（2）中心静脉导管（central venous catheter，CVC）

①对于成人，应避免选用股静脉。

②当对成人放置非隧道式 CVC 时，应选择锁骨下静脉而非颈静脉或股静脉。

③对于血液透析或终末期肾病患者，应避免选择锁骨下静脉。

④对于须接受透析的慢性肾功能不全患者，应采用造瘘等方式而非放置 CVC。

5.2　手卫生和无菌操作

在接触插管部位前后及插入、重置、触碰、维护导管及更换敷料时,均应严格执行手卫生程序。在对插管部位进行消毒处理后,不应再触摸该部位。

5.3　最大化无菌措施

（1）在放置 CVC、PICC 或更换导丝时,应进行最高级别防护,包括佩戴帽子、手套和无菌手套,穿无菌手术衣,对患者全身铺无菌单。

（2）在进行肺动脉插管时,应使用无菌套管进行保护。

5.4　插管部位皮肤准备

（1）在进行周围静脉置管前,使用杀菌剂（如 75% 酒精、碘酒或氯己定等）进行皮肤消毒。

（2）在进行中心静脉置管、周围动脉置管和更换敷料前,应用 >0.5% 氯己定酒精溶液进行皮肤消毒。若患者不宜使用氯己定,则可选用碘剂或 75% 酒精。

5.5　插管部位敷料应用

（1）使用无菌纱布或透明、半透明敷料覆盖插管部位。

（2）除透析导管外,不要在插管部位使用抗菌膏或油脂,因其易导致真菌生长及抗菌药耐药。

5.6　其他预防措施

（1）重视对相关操作人员的教育与培训,强调置管操作专业团队建设。

（2）明确指出必须配备足够的重症监护病房（ICU）护士数量,非 ICU 专科护士和护 / 患比例低是 ICU 患者血管内导管相关血流感染（CRBSI）的危险因素。

（3）推荐经过训练者使用超声引导放置中心静脉导管。

（4）对于无针输注系统,单向阀优于机械阀。

（5）强调预防 CRBSI 没有任何单一环节的"魔弹",需要根据本单位特点,采用多个环节的"集束化"措施。

（6）避免在压力监测管路输注葡萄糖溶液或肠外营养液。

记忆歌诀

导管相关性血流感染

小小导管不简单,检查引流做在前。

不慎感染坏大事,毒菌入血花大钱。

局部红肿伴硬结,甚至脓液往外延。

发热寒战低血压,少尿休克静脉炎。

若想导管留的好,做好预防是前沿。

无菌操作大铺巾,部位选对很重要。

消皮肤,洗必泰,透气薄膜好敷料。

人员培训要强调,集束管理是良药。

第八节　呼吸机相关性肺炎

【思维导图】

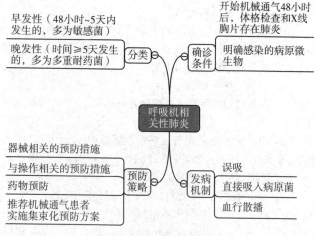

呼吸机相关性肺炎思维导图

1. 定义

呼吸机相关性肺炎(ventilator-associated pneumonia, VAP)指开始机械通气 48h 后出现的肺实质感染。根据发生的时间不同,分为早发性 VAP 和晚发性 VAP。早发性 VAP 指开始机械通气后 48h 内到 5 天内发生的 VAP,多由敏感菌,如肺炎链球菌、流感嗜血杆菌、耐甲氧西林敏感金黄色葡萄球菌和敏感的肠道革兰氏阴性杆菌引起;晚发性 VAP 是指机械通气时间≥5 天发生的 VAP,很可能是多重耐药菌所致。

2. VAP 的发病机制

(1)误吸:口咽部和(或)胃受污染分泌物的误吸。

(2)直接吸入病原菌:通过吸入被呼吸治疗或麻醉设备污染的空气。

(3)其他:由远处的感染病灶通过血行散播所致。

3. 宿主相关危险因素及其防御措施(表 3–17)

表 3–17 呼吸机相关性肺炎宿主相关危险因素及预防措施

危险因素		预防措施
年龄 >60 岁		初级预防:保持身体健康
吸烟		戒烟
基础疾病		治疗 COPD、流感等;亦可注射肺炎球菌疫苗
免疫功能抑制		减少激素
		缩短中性粒细胞缺乏时间
		减少医院获得性致病菌的暴露
制动		侧位翻身床
意识障碍		谨慎使用中枢神经系统抑制药
		使患者保持 30°~45° 半卧位
药物	抗生素	不推荐使用抗生素预防院内获得性肺炎
		谨慎使用抗生素
	镇静药	谨慎使用
	神经肌肉阻断药	谨慎使用
应激性出血预防		使用非碱性细胞保护药
		仅在有适应证时使用
腹部 / 胸部手术		充分镇痛
		鼓励咳嗽和深呼吸
口咽部 / 胃内细菌定居		避免选择性胃肠道去污

4. 预防策略（表 3-18）

表 3-18　我国 2013 年《呼吸机相关性肺炎的诊断、预防和
治疗指南》的预防推荐意见总结

项目	推荐意见	推荐级别
1. 器械相关的预防措施		
呼吸机回路的更换	无需定期更换	1A
湿化器类型	建议采用 HMEs 或含加热导丝的 HHs 作为湿化装置	2B
HMEs 更换	每 5~7 天更换一次，受污染、气道阻力增加时及时更换	1B
细菌过滤器	不常规使用	2C
吸痰装置及更换频率	除非破损或污染，推荐密闭式吸痰管无需每日更换	1B
2. 与操作相关的预防措施		
气管插管路径与鼻窦炎预防	推荐经鼻气管插管可增加鼻窦炎发病率	1B
声门下分泌物引流	建立人工气道患者应行声门下分泌物引流	1B
气管切开时机	机械通气患者早期气管切开不影响 VAP 发生率	2B
动力床治疗	建议机械通患者应用动力床治疗	2B
抬高床头	推荐机械通气患者抬高床头	1C
气管内导管套囊压力	应定期检测气管内导管的套囊压力	2C
	建议持续控制气管内套囊的压力	2B
控制外源性感染	推荐加强医务人员手卫生	1C
口腔护理	推荐使用氯己定进行口腔护理	1C

续表

项目	推荐意见	推荐级别
呼吸机相关性气管支气管炎	建议治疗呼吸机相关性气管支气管炎（VAT）可有效降低 VAP 发病率	2C
3. 药物预防		
雾化吸入抗菌药物	建议机械通气患者不常规使用雾化吸入抗菌药物预防 VAP	2C
选择性消化道去污	建议可考虑使用选择性消化道去污染或选择性口腔部去污染策略预防 VAP	2B
益生菌	不建议常规应用益生菌预防 VAP	2B
4. 推荐机械通气患者实施集束化方案		1C

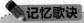

呼吸机相关性肺炎

VAP，发病高，众多危因易惹到。
基础差免疫低，制动昏迷加用药。
48 小时划界限，5 天区分早晚发。
早发性，敏感菌，晚发性，耐药菌。
要想避免有方法，尽量不插是绝招。
必须插管选经口，镇静药物少用好。
分泌物，勤清理，气囊压力控制好。
床头抬高排痰畅，推荐使用动力床。
管路机器要清洁，口护洗必泰最好。
环境和手要干净，密闭吸痰污染少。
要康复，早拔管，呼吸锻炼要趁早。
抗血栓，弹力袜，早期肠内营养好。

第九节 呼吸功能衰竭

【思维导图】

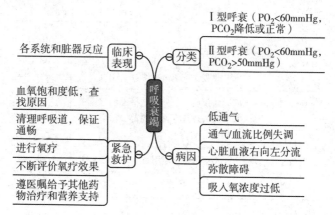

呼吸衰竭思维导图

- 临床表现
  - 各系统和脏器反应
  - 分类
    - Ⅰ型呼衰（$PO_2 < 60mmHg$，PCO_2降低或正常）
    - Ⅱ型呼衰（$PO_2 < 60mmHg$，$PCO_2 > 50mmHg$）
- 紧急救护
  - 血氧饱和度低，查找原因
  - 清理呼吸道，保证通畅
  - 进行氧疗
  - 不断评价氧疗效果
  - 遵医嘱给予其他药物治疗和营养支持
- 病因
  - 低通气
  - 通气/血流比例失调
  - 心脏血液右向左分流
  - 弥散障碍
  - 吸入氧浓度过低

1. 定义

在海平面标准大气压、静息状态、呼吸空气条件下,查血气分析 $PaO_2 < 60mmHg$, 伴 或 不 伴 $PaCO_2 > 50mmHg$。 单纯 $PaO_2 < 60mmHg$ 为 Ⅰ 型呼吸衰竭,若伴有 $PaCO_2 > 50mmHg$,则为 Ⅱ 型呼吸衰竭。

2. 常见病因（表 3–19）

表 3–19 呼吸衰竭常见病因

	要点说明
低通气	AECOPD、哮喘、支气管痉挛、呼吸机设置不合理
	中枢神经系统疾病、药物过量
	肥胖性低通气综合征
低通气	神经肌肉无力:重症肌无力、吉兰 – 巴雷综合征、低磷血症、重症相关的神经肌肉病变

续表

	要点说明
通气/血流（V/Q）比例失调	ICU 中低氧血症最常见原因
	肺血流灌注与通气比例失调
	常见于 ARDS、肺部感染、肺水肿、肺栓塞
右向左分流	心脏内右向左分流、肺内动静脉瘘、肝肺综合征
弥散障碍	见于晚期纤维化、硅沉着病、间质性肺病
吸入氧气浓度低	高海拔、供氧设备障碍

3. 临床表现（表 3-20）

表 3-20　呼吸衰竭时系统和脏器临床表现

系统脏器	临床表现
呼吸系统	早期表现为呼吸困难，呼吸频率、节律和深度发生改变，患者可出现异常呼吸模式，呼吸辅助肌参与，使通气增加，后期表现为抑制状态
中枢神经系统	急性缺氧可出现精神错乱、躁狂、昏迷抽搐等意识、智力、定向力障碍表现。
心血管系统	轻度呼衰时候表现为心率增快，血压升高；急性重度缺氧可发绀，在舌、口唇、指甲处较明显；二氧化碳潴留者可伴面红、多汗和搏动性头痛。晚期出现循环衰竭表现，如血压低、心律失常等
肝脏组织	转氨酶上升
肾脏组织	早期尿量增加、后期少尿或无尿，血肌酐和尿素氮增加，出现蛋白尿，尿中出现管型和红细胞
消化系统	恶心、呕吐、腹胀、晚期消化道出血
营养状态	肌肉无力，水肿，体重下降
酸碱和电解质	代谢性酸中毒，高钾血症，体内碳酸增加

4. 紧急救护（表 3-21）

表 3-21　呼吸衰竭紧急救护

步骤	处理要点
血氧饱和度低,查找原因	测量不准确时:检查血氧探头是否故障或接触不良;是否存在干扰因素如指甲油的颜色、环境亮度。排除干扰因素,更换导线
	测量准确时:说明气道分泌物或痰多;低体温、末梢循环不好;休克、贫血、血容量低;吸氧浓度低
清理呼吸道	充分吸痰,保持呼吸道通畅,如无好转,立即通知医师
进行氧疗	普通氧气疗法:遵医嘱调节氧流量、氧浓度,观察患者面色、主诉,必要时给予简易呼吸器,视情况迅速给予机械辅助通气
	呼吸机应用:呼吸机持续报警,立即断开呼吸机,给予患者持续供氧,必要时应用简易呼吸器;检查呼吸机。如果呼吸机使用正常,考虑患者的病情变化,严密监测生命体征,遵医嘱给予对症处理
	未进行氧疗:立即遵医嘱给予吸氧
评价	评价血氧情况,进行及时监测,并根据查找的原因给予针对性护理
	降低呼吸做功,积极治疗原发病

✎ **记忆歌诀**

呼吸功能衰竭

呼吸衰竭很常见,通气换气出障碍,
气道阻塞组织病,神经肌肉和血管。
分型常常看血气,Ⅱ型碳高Ⅰ型低。
呼吸困难三四征,精神错乱不同前。
缺氧发绀口唇青,率快压高汗直出。
说急救,先给氧,Ⅰ高Ⅱ低勿相反。
半卧位,勤拍背,吸痰保持气道畅。
纠酸碱,重营养,机械通气防感染。

第十节 急性呼吸窘迫综合征

【思维导图】

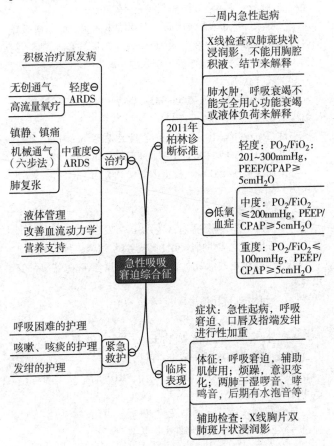

急性呼吸窘迫综合征思维导图

1. 急性呼吸窘迫综合征（Acute Respiratory Distress Syndrome，ARDS）柏林定义

（1）时间：已知临床发病或呼吸症状新发或加重后1周内。

（2）胸腔影像学改变：X线或CT扫描示双肺致密影，并且胸腔积液、肺叶/肺塌陷或结节不能完全解释。

（3）肺水肿原因：无法用心力衰竭或体液超负荷完全解释的呼吸衰竭。如果不存在危险因素，则需要进行客观评估（例如超声心动图）以排除流体静力型水肿。

（4）氧合状态：

轻度：PaO_2/FiO_2=201~300mmHg，且呼气末正压（PEEP）或持续气道正压（CPAP）≤5cmH$_2$O

中度：PaO_2/FiO_2=101~200mmHg，且PEEP≥5cmH$_2$O

重度：PaO_2/FiO_2≤100mmHg，且PEEP≥5cmH$_2$O

如果海拔高于1000米，校正因子应计算为PaO_2/FiO_2×（大气压力/760）。

2. 临床表现

（1）发病迅速，呼吸窘迫，口唇及指端发绀进行性加重。

（2）呼吸窘迫、辅助肌使用、咳嗽咯痰、烦躁、意识变化。

（3）难以纠正的低氧血症，双肺干湿啰音、哮鸣音，后期有水泡音。

（4）死腔/潮气比值增大、心率增快。

3. 实验室检查

PaO_2下降<50mmHg，如FiO_2>0.5，PaO_2仍低于50mmHg时，可作为判断ARDS的一项重要依据。

PaO_2/FiO_2值，<300mmHg，有助于ARDS的早期诊断（正常值400~500mmHg）。

早期肺部X线片无明显变化，进展后可出现肺内实变（双肺斑片状浸润影），重力依赖性影像学改变。

4. 治疗

（1）治疗原发病，遏制其诱导的全身失控性炎症反应，抗感染治疗。

（2）呼吸机支持治疗：给予适当方式的给氧方式，改善低氧血症,使 PaO_2 60~80mmHg。例如无创/有创机械通气、俯卧位通气、体外膜氧合技术等(表 3-22,表 3-23)。

表 3-22　ARDS 患者机械通气六步法

步骤	详细内容
步骤 1	小潮气量肺保护性通气(6ml/kg,如果气道平台压仍高于 $30cmH_2O$,则潮气量可逐渐降至 4ml/kg)。测量气道平台压力,如果 <$30cmH_2O$,进入步骤 2a;如果 >$30cmH_2O$,则进入步骤 2b
步骤 2a	实施肺复张和(或)单独使用高 PEEP
步骤 2b	实施俯卧位通气或高频震荡通气
步骤 3	评价氧合改善效果,静态顺应性和死腔通气。如果改善明显继续上述治疗。如果改善不明显,则进入步骤 4
步骤 4	吸入一氧化氮(NO);如果数小时内氧合及顺应性改变不明显,则进入步骤 5
步骤 5	小剂量糖皮质激素(须权衡利弊)
步骤 6	考虑实施体外膜氧合。入选患者通气高压机械通气时间 <7 天

表 3-23　ARDS 患者的肺复张技术

步骤	详细内容
步骤 1	肺复张前 5~10min 将 FiO_2 提高到 100%
步骤 2	适当镇静以保证肺复张过程中无自主呼吸
步骤 3	用 CPAP $30cmH_2O$ 共 30~40s 之后仔细评估效果
步骤 4	如果效果不佳,但患者耐受较好的情况下,可在 15~20min 后用更高水平的 CPAP($35~40cmH_2O$)进行肺复张

续表

步骤	详细内容
步骤 5	如果第二次肺复张操作效果也不佳,应当进行第三次肺复张操作 CPAP 40cmH$_2$O
步骤 6	当 PaO$_2$/FiO$_2$>300mmHg 证明肺复张成功(部分患者可能需要进行多次肺复张操作才能显示效果)

（3）液体管理：在保证组织器官灌注前提下,应实施限制性液体管理,有助于改善 ARDS 患者的氧合和肺损伤。

（4）改善血流动力学。

（5）营养支持。

5. 紧急救护

（1）呼吸困难：取坐位或半坐卧位,保持呼吸道通畅,观察呼吸节律及水、电解质、酸碱平衡情况,准确记录出入量。

（2）咳嗽、咳痰：指导患者有效深呼吸和咳嗽,协助翻身、拍背、遵医嘱给予雾化治疗。

（3）发绀：绝对卧床休息给予半坐卧位,持续给予文丘里面罩给氧或无创通气,密切观察病情,必要时采动脉血气分析检查,保持呼吸道通畅,必要时通知医生进行气管插管。

记忆歌诀

急性呼吸窘迫综合征

原病伴随呼吸难,氧合速降超 300。

呼吸深快过 35,肺泡渗出血管伤。

射线大片浸润影,重力依赖肺实变。

加压给氧用镇静,液体平衡补营养。

机械通气六步法,治疗原发不需讲。

第十一节　慢性阻塞性肺疾病急性加重期

【思维导图】

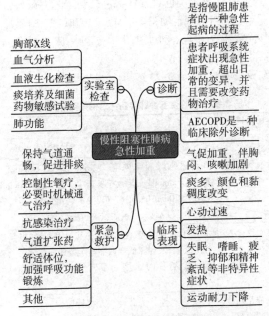

慢性阻塞性肺疾病急性加重期思维导图

1. 定义

慢性阻塞性肺疾病急性加重期（acute exacerbation of chronic obstructive pulmonary disease，AECOPD）是指慢性阻塞性肺疾病（chronic obstructive pulmonary disease，COPD）患者的一种急性起病的过程，慢阻肺患者呼吸系统症状出现急性加重，典型表现为呼吸困难、咳嗽、痰量增多和（或）痰液呈脓性，可伴发热等感染明显加重的表现，超出日常的变异，并且需要改变药物治疗。

AECOPD是一种临床除外诊断，临床和（或）实验室检查

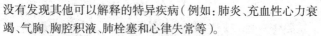

没有发现其他可以解释的特异疾病(例如:肺炎、充血性心力衰竭、气胸、胸腔积液、肺栓塞和心律失常等)。

2. 临床表现

AECOPD 的主要症状是气促加重,常伴有喘息、胸闷、咳嗽加剧、痰量增加、痰液颜色和(或)黏度改变,出现脓性痰常提示细菌感染。患者出现运动耐力下降、发热和(或)胸部 X 线片影像学异常外,可出现心动过速、失眠或嗜睡、疲乏、抑郁和精神紊乱等非特异性症状。

3. 实验室检查(表 3-24)

表 3-24　慢性阻塞性肺疾病常见相关实验室检查

检查项目	目　　的
胸部 X 线	首先鉴别是否合并胸腔积液、气胸与肺炎
动脉血气分析	在海平面呼吸室内空气条件下,$PaO_2<60mmHg$ 和 $PaCO_2>50mmHg$,提示呼吸衰竭。如 $PaO_2<50mmHg$,$PaCO_2>70mmHg$,$pH<7.30$,提示病情危重,需严密监控病情发展或入住重症监护病房(ICU)治疗
血液生化检查	有助于确定引起 AECOPD 的其他因素,如电解质紊乱(低钠、低钾和低氯血症等)、糖尿病危象或营养不良(低白蛋白)等,亦可发现合并存在的代谢性酸碱失衡
痰培养及药物敏感试验等	痰液物理性状为脓性或黏液性脓性时,则应在开始抗菌药物治疗前留取合格痰液行涂片及细菌培养
肺功能测定	急性加重期患者常难以满意地完成肺功能检查,当 FEV1<50% 预计值时,提示为严重发作

4. 紧急救护

(1)保持气道通畅,鼓励咳嗽,促进排痰。

(2)控制性氧疗,使氧合水平达到 $PaO_2>60mmHg$ 或 $SaO_2>90\%$,无二氧化碳潴留或酸中毒,定期复查动脉血气,必要时机械通气治疗。

(3)注意观察患者病情变化,摆放舒适体位,加强呼吸功能锻炼。

（4）抗感染治疗。

（5）给予气管扩张药，如茶碱类药物。

（6）给予糖皮质激素、祛痰药、抗氧化剂、免疫调节剂等。

（7）其他：补充营养，维持电解质平衡，预防深静脉血栓和肺栓塞等。

记忆歌诀

慢性阻塞性肺疾病急性加重期

COPD 急加重，咳嗽痰多喘闷促。

力差发热胸片异，心慌失眠神不济。

抽血一看氧下降，二氧化碳多上升。

排痰留痰做药敏，鼓励咳嗽抗感染。

控制氧疗查血气，扩张气管调免疫。

第十二节　气　　胸

【思维导图】

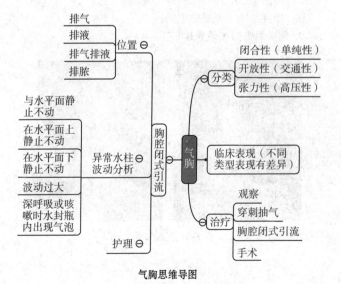

气胸思维导图

不同类型气胸示意图见图3-3：

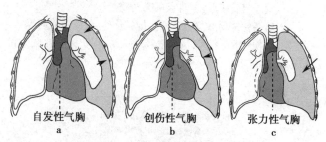

图3-3 不同类型气胸示意图

1. 定义

任何原因导致气体进入胸膜腔,造成积气状态,称为气胸（pneumothorax）。

正常胸腔内没有气体,胸腔内出现气体仅在三种情况下发生：

（1）肺泡和胸腔之间形成破口。

（2）胸壁创伤产生与胸腔的交通。

（3）胸腔内有产气的微生物。

2. 气胸的胸部 X 线表现（图 3-4）

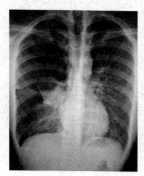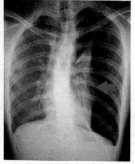

图3-4 气胸X线片

3. 气胸分类（表 3-25）

表 3-25　气胸分类

按病因分类	按临床症状分类
人工气胸	闭合性气胸
创伤性气胸	开放性气胸
自发性气胸	张力性气胸

4. 气胸的临床表现（表 3-26）

表 3-26　气胸的临床表现

气胸类型	临床表现
自发性气胸	突然发作 胸痛 呼吸困难、气短 呼吸增快、心率增快 呼吸动度不对称，患侧动度减弱，语颤减弱 患侧呼吸音减弱 叩诊呈过度回响或鼓音
创伤性气胸	疼痛 呼吸困难 呼吸增快、心率增快 患侧呼吸动度减弱 患侧呼吸音减弱或消失 气体通过开放伤口进出
张力性气胸	低血压、休克 颈静脉怒张 严重呼吸困难 呼吸增快、心率增快 患侧呼吸动度减弱 患侧呼吸音消失 气管偏移向健侧

5. 治疗

（1）观察（肺压缩 <30%，且生命体征平稳）。

（2）胸腔穿刺抽气（发病时间较长，肺压缩 <30%）。

（3）胸腔闭式引流（肺压缩 >30%，或肺压缩 <30% 有呼吸

困难及生命体征不稳定,或机械辅助通气)。

（4）手术(保守治疗失败,或复发性气胸)。

6. 胸腔闭式引流管护理

6.1　安放位置及管径(表3-27)

表3-27　胸腔闭式引流瓶穿刺部位

目的	部位	管径
排液	腋中线和腋后线之间的第6~8肋间	1.5~2cm
排气	锁骨中线第2肋间或腋中线第3肋间	1cm
排气排液	腋中线第5~6肋间	1.5~2cm
排脓	脓腔最低点	1.5~2cm

记忆歌诀

胸腔闭式引流穿刺位置

气锁中2腋前3,液腋后方6至8。

有气有液腋中5,脓腔穿刺最下方。

解释:

第一句:排气穿刺点常在锁骨中线第2肋间或腋前线第3肋间,排液常在腋后线第6至8肋间。

第二句:排气排液一起的经常在腋中线第5肋间,如果有脓腔放置在脓腔最低点。

6.2　几种常见的异常水柱波动分析(表3-28)

表3-28　胸腔闭式引流瓶几种常见的异常水柱波动分析

水柱波动类型	意义
与水平面静止不动	水柱上的管腔有漏气,使之与大气相通或管道打折、受压
在水平面上静止不动	多提示肺已复张,胸腔内负压建立
在水平面下静止不动	提示胸腔内正压,有气胸
波动过大	超过6~10cmH$_2$O,提示肺不张或残腔大
深呼吸或咳嗽时水封瓶内出现气泡	提示有气胸或残腔内积气多

记忆歌诀

气　胸

年老消瘦毛病多,咳嗽用力易气胸。
突然胸痛咳闷喘,氧合直掉坐难安。
叩诊鼓音或声消,射线光强纵隔偏。
闭合开放和张力,自发创伤及人工。
吸氧抽气复压力,通便防感除病因。

第十三节　肺栓塞

【思维导图】

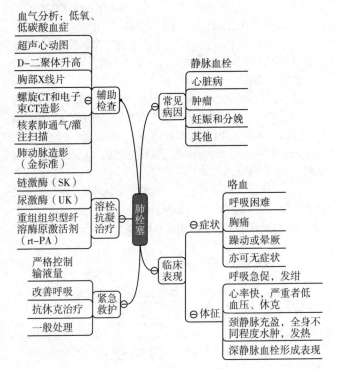

肺栓塞思维导图

1. 定义

肺栓塞(pulmonary embolism, PE)是指来自于静脉系统内或右心的栓子进入肺动脉及其分支,阻断肺组织血液供应所引起的疾病,以肺循环和呼吸功能障碍为主要临床和病理、生理特征。

2. 肺栓塞常见病因

(1)静脉血栓:通常来源于下肢和骨盆的深静脉,通过循环到肺动脉引起栓塞。

(2)心脏病:见于各类心脏病,合并房颤、心力衰竭和亚急性细菌性心内膜炎者发病率较高以右心腔血栓多见。

(3)肿瘤:以肺癌、消化系统肿瘤、绒癌、白血病等较常见。

(4)妊娠和分娩:肺栓塞在孕妇的发病率数倍于年龄相当的非孕妇,产后和剖宫产术后发生率最高。

(5)其他:其他常见病因有长骨骨折至脂肪栓塞,意外事故和减压病造成空气栓塞,寄生虫和异物栓塞。

3. 临床表现

(1)症状:PE 的症状缺乏特异性,症状表现取决于栓子的大小、数量、栓塞的部位及患者是否存在心、肺等器官的基础疾病。多数患者因呼吸困难、咳嗽、胸痛、先兆晕厥、晕厥和(或)咯血而被疑诊 PE。PE 也可以完全没有症状,只是在诊断其他疾病或者尸检时意外发现。

(2)体征:主要是呼吸系统和循环系统体征,特别是呼吸频率增加(超过 20 次/分)、心率加快(超过 90 次/分)、血压下降及发绀、下肢或全身不同程度水肿、颈静脉怒张,低血压和休克(罕见)。

4. 实验室检查(表 3–29)

表 3–29　急性肺栓塞常见相关实验室检查

检查项目	目　的
动脉血气分析	血气分析的检测指标不具有特异性,检测时应以患者就诊时卧位、未吸氧、首次动脉血气分析的测量值为准

续表

检查项目	目　的
超声心动图	可提供急性 PE 的直接征象和间接征象。直接征象为发现肺动脉近端或右心腔血栓,如同时患者临床表现疑似 PE,可明确诊断,但阳性率低。间接征象多是右心负荷过重的表现,如右心室壁局部运动幅度下降,右心室和(或)右心房扩大,三尖瓣反流速度增快以及室间隔左移运动异常,肺动脉干增宽等
血浆 D- 二聚体	建议采用酶联免疫吸附法检测,若其含量低于 500μg/L,可基本排除急性肺栓塞。若溶栓后 4~8h 血浆 D- 二聚体异常升高,达到溶栓前的 2~5 倍,随之很快下降,表明溶栓效果有效
胸部 X 线平片	PE 如果引起肺动脉高压或肺梗死,X 线平片可出现肺缺血征象如肺纹理稀疏、纤细,肺动脉段突出或瘤样扩张,右下肺动脉干增宽或伴截断征,右心室扩大征。胸片虽缺乏特异性,但有助于排除其他原因导致的呼吸困难和胸痛
螺旋 CT 和电子束 CT 造影	PE 的直接征象为肺动脉内低密度充盈缺损,部分或完全包围在不透光的血流之内的"轨道征",或者呈完全充盈缺损,远端血管不显影;间接征象包括肺野楔形条带状的高密度区或盘状肺不张,中心肺动脉扩张及远端血管分布减少或消失等
放射性核素肺通气 / 灌注扫描	典型征象是与通气显像不匹配的肺段分布灌注缺损
肺动脉造影	是诊断 PE 的"金标准",PE 的直接征象有肺动脉内造影剂充盈缺损,伴或不伴"轨道征"的血流阻断;间接征象有肺动脉造影剂流动缓慢,局部低灌注,静脉回流延迟

5. 肺栓塞的治疗流程图

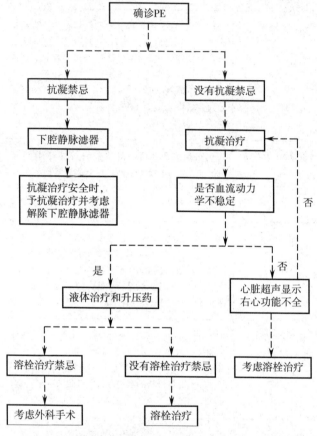

6. 溶栓治疗方案与剂量

溶栓治疗适用于血流动力学不稳定的病例,即出现因栓塞所致休克和(或)低血压的病例。溶栓的时间窗一般为 14 天内,尽可能在确诊的前提下慎重进行,对有溶栓指征的病例尽早开始溶栓(表 3–30)。

表 3-30 肺栓塞溶栓治疗方案与剂量

溶栓药物	方　案
尿激酶（UK）	负荷量 4400U/kg，静脉注射 10min，随后 4400U/（kg·h）持续滴注 12~24h；或 2h 方案：300 万 U 持续滴注 2h（2014 年欧洲心脏病协会推荐方案） UK20 000U/（kg·2h）静脉滴注（2015 年我国急性肺栓塞诊断和治疗指南建议）
链激酶（SK）	负荷量 250 000U 静脉注射 30min 后，以 100 000U/h 持续静脉滴注 24h
重组组织型纤溶酶原激活剂（rt-PA）	50~100mg 持续静脉滴注 2h

7. 紧急救护

（1）一般处理：使患者安静、吸氧、镇静止痛，持续多功能心电监测及按医嘱进行各项检验、检查。

（2）改善呼吸：有支气管痉挛患者，可应用支气管扩张药，严重低氧血症患者可短时间应用机械通气治疗。

（3）抗休克治疗：迅速纠正引起低血压的心律失常，同时积极进行溶栓、抗凝治疗。

（4）严格控制输液量：输液速度不超过 30 滴/分钟，并限制水、钠摄入。

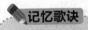

肺　栓　塞

突发胸痛呼吸难，躁动晕厥咯血痰。

低热心慌难纠正，胸片不显照 CT。

血管造影金标准，查找病史端倪显。

对症除因急溶栓，出血再栓有风险。

第十四节　急性心力衰竭

【思维导图】

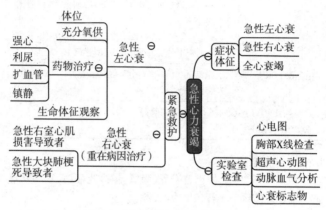

急性心力衰竭思维导图

1. 定义

心力衰竭是由各种心脏疾病导致心功能不全的一种综合征，表现为心肌收缩力下降使心排出量不能满足机体代谢的需要。

2. NYHA心功能分级（表3-31）

表3-31　NYHA心功能分级

分级	描　述
Ⅰ级	体力活动不受限，一般体力活动不引起过度的乏力、心悸、气促和心绞痛
Ⅱ级	轻度体力活动受限，静息时无不适，但低于日常活动量即致乏力、心悸、气促或心绞痛
Ⅲ级	体力活动明显受限，静息时无不适，但低于日常活动量即致乏力、心悸、气促或心绞痛
Ⅳ级	不能进行任何体力活动，休息时可有心力衰竭或心绞痛症状，任何体力活动都加重不适

190

3. 急性心力衰竭临床表现（表 3-32）

表 3-32　急性心力衰竭临床表现

急性左心衰	急性右心衰
急性肺水肿：严重呼吸困难、端坐呼吸、喘息不止、烦躁不安并有恐惧感，呼吸频率可达 30~50 次／分；频繁咳嗽并咯出大量粉红色泡沫样痰	急性右心室扩张：功能性三尖瓣关闭不全，右心室收缩时血流倒流至右心房
心率快，心尖部常可闻及奔马律；两肺满布湿啰音和哮鸣音	外周静脉淤血：颈静脉怒张、Kussmaul 征阳性、急性肝淤血至右上腹胀痛、发绀、下垂部位水肿、胸腔积液和腹水
心源性休克或心源性晕厥，严重者可心搏骤停	动脉灌注低：低血压、心动过速、心源性休克
全心衰竭：左、右心衰表现同时存在	

4. 心血管系统疾病常见临床症状鉴别（表 3-33）

表 3-33　心血管系统疾病常见临床症状鉴别

常见症状		常见心血管病因	特点
心源性呼吸困难	劳力性	常见于左心功能不全，也可见于右心功能不全，心包炎、心脏压塞等	出现最早，病情最轻，体力活动时发生或加重，休息后缓解
	夜间阵发性		常夜间发生，睡眠中突然憋醒，被迫坐起或下床后逐渐缓解
	端坐性		严重心功能不全的表现之一，平卧时有呼吸困难，常被迫采取坐位
胸痛		心绞痛	典型胸痛位于胸骨后，呈阵发性压榨样痛，因体力活动或情绪激动诱发，休息后缓解
		急性心肌梗死	持续性剧痛，伴心律、血压改变
		急性主动脉夹层	胸骨后或胸前区撕裂性剧痛或烧灼痛
		急性心包炎	疼痛可因呼吸或咳嗽加重

续表

常见症状	常见心血管病因	特点
胸痛	心脏神经官能症	心尖部针刺样疼痛,但与劳累、休息无关,且活动后减轻
心悸	心律失常、心脏搏动增强、药物应用	严重程度不一定与病情成正比,心悸一般无危险,但少数严重心律失常可发生猝死
晕厥	心律失常造成长时间心脏停搏或无效心排血量,急性心脏射血受阻,心肺功能不全	为短暂、突发的可逆性意识丧失;心脏停搏 5~10s 即可发生;由于心排血量突然下降而产生的晕厥成为阿–斯综合征,是病情严重而危险的征兆
心源性水肿	常见于右心衰竭或全心衰竭,也可见于渗液性心包炎或缩窄性心包炎	早期出现在身体下垂部位,水肿部位出现凹陷性水肿;重者延及全身,出现胸腔积液、腹腔积液。水肿常在下午出现或加重,休息一夜后减轻或消失

5. 实验室检查(表 3–34)

表 3–34　急性心力衰竭常见相关实验室检查

检查项目	目　　的
心电图	常可提示原发疾病
胸部 X 线检查	可显示肺淤血和肺水肿
超声心动图	可了解心脏的结构和功能、心瓣膜状况、是否存在心包病变、急性心肌梗死的急性并发症、室壁运动失调、左室射血分数(LVEF)
动脉血气分析	监测动脉氧分压(PaO_2)、二氧化碳分压($PaCO_2$)
心衰标志物	诊断心衰的公认的客观指标为 B 型尿钠肽(BNP)和 N 末端 B 型利钠肽原(NT–proBNP)的浓度增高

6. 紧急救护

6.1　急性左心衰紧急救护

(1)体位:半卧位或坐位,双腿下垂,以减少静脉回流。

（2）充分氧供：高流量吸氧：6~8L/min，可采用鼻导管或面罩给氧，并通过 30%~50% 酒精或有机硅消泡剂，使泡沫表面张力降低而破裂，有利于肺泡通气的改善。必要时使用机械通气，给予高的 PEEP 通气。

（3）药物治疗（表 3-35）

表 3-35　急性心力衰竭常用药物

药物及用量	作用及注意事项
吗啡 5~10mg 静脉推注	作用：治疗急性肺水肿的有效药物。可松弛呼吸道平滑肌，有利于改善通气，扩张外周静脉和小动脉和镇静，减少回心血量，降低毛细血管静水压
呋塞米 20~40mg 静推	减少回心血量。呋塞米尚有扩张静脉作用，而且此作用对肺水肿的缓解早于利尿作用
硝普钠 从小剂量开始，视血压调节，直至达到所需效果	用于各种原因引起的急性左心衰、肺水肿，尤其是伴高血压者应首选。伴心源性休克者应与多巴胺或多巴酚丁胺合用。避光，每 12h 更换一次新配液体，减少氰化物产生，严密监测血压，根据血压调整用量，停药时宜逐渐减量
硝酸甘油 0.3~0.6μg/（kg·min） 逐渐增加剂量	用于各种原因尤其是急性心肌梗死所致的急性左心衰竭和肺水肿
毛花苷丙 0.2~0.4mg 缓慢静脉推注	适用于快速心房颤动或已有心脏增大，伴左心室收缩功能不全者，原已用洋地黄如无中毒可能者仍可应用
氨茶碱 0.25~0.5g 加入 20~40ml 液体中缓慢静脉泵入	解除支气管痉挛，也有正性肌力、扩张血管和利尿作用。用于急性肺水肿早期伴有支气管痉挛者
去除诱因：有感染者强有力抗生素控制感染；及时纠正心律失常，除原发病的治疗外，必要时可用抗心律失常药或电复律；避免快速大量补液，避免体力及精神负荷	

（4）生命体征观察：严密观察意识、面色、心律、呼吸、血压、出入量、滴速、用药反应等，及时准确详细记录。必要时行机械

通气和血液净化。

6.2　急性右心衰紧急救护

重在查找急性右心衰竭的病因,去除诱发因素。

(1)急性右室心肌损害导致者:先给予扩容,如同时存在广泛左室梗死而左室充盈压和左房压明显增高者,则不宜盲目扩容而招致急性肺水肿;此时若动脉血压不低,可小心给予血管扩张药,同时扩容,常用硝普钠 10~50μg/min,用量不宜太大;在充分提供前负荷(扩容)而血压仍低者,可给予多巴酚丁胺[5~15μg/(kg·min)]或多巴胺[1~10μg/(kg·min)]静脉滴注。禁用利尿剂。

(2)急性大块肺梗死导致者:先给予吗啡 5~10mg 或哌替啶(度冷丁)50~100mg 肌内注射或静脉注射止痛;鼻导管或面罩给氧 6~8L/min;进行急性肺栓塞急性溶栓、抗凝等处理。

记忆歌诀

心衰临床症状

左心衰,肺充盈,

劳力先发坐起来。

湿啰常见两肺底,

随体位变咯粉痰。

右心衰,体充血,

三水两大心音杂。

治疗先看基础病,

不懂区分处理难。

解释:

三水:水肿、胸水、腹水。

两大:肝肿大和压痛、颈静脉充盈或怒张。

心衰急救处理

端坐位,腿下垂,给高氧,无创陪。

强心利尿扩血管,安慰镇静用吗啡。

茶碱帮忙解痉挛,心律失常早复律。

安全用药速量控,机械通气 CRRT。

第十五节　急性心肌梗死

【思维导图】

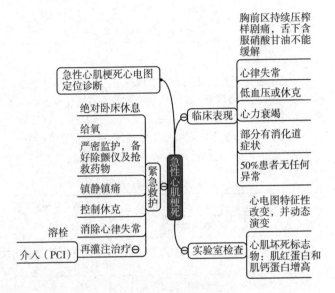

急性心肌梗死思维导图

1. 定义

急性心肌梗死（acute myocardial infarction，AMI）是在冠状动脉病变的基础上，发生冠状动脉血供急剧减少或中断，使相应的心肌严重而持久的缺血导致部分心肌急性坏死。临床上有持续性胸痛、出现急性循环功能障碍，反映心肌急性缺血、损伤和坏死一系列特征性心电图演变，以及血清心肌酶和心肌结构蛋白的变化。一般包括急性 ST 段抬高型心肌梗死（ST-segment elevation myocardial infarction，STEMI）与急性非 ST 段抬高型心肌梗死（non-ST-elevation myocardial infarction，NSTEMI）（表 3-36）。

表 3-36 冠状动脉病变影响的心肌位置

冠状动脉	受影响心肌
前降支闭塞	左室前壁、心尖、下侧壁、前间隔、二尖瓣前乳头肌梗死
左回旋支闭塞	心室高侧壁、下壁、左心房梗死，可累及房室结
右冠状动脉闭塞	下壁、后壁或右心室梗死，可累及窦房结、房室结

2. 临床表现

50% 心梗患者有梗死前心绞痛或伴有心电图的明显异常，约 50% 患者无任何异常。常见症状有胸前区持续性剧烈疼痛，常伴有汗出，含服硝酸甘油不能缓解；心律失常、低血压或休克、心力衰竭等。部分患者出现频繁恶心、呕吐、上腹部胀痛等消化道症状（表 3-37）。

表 3-37 心绞痛与心肌梗死的鉴别

临床表现	心绞痛	急性心肌梗死
疼痛性质	沉重紧缩感	压榨性、更剧烈
疼痛时限	数分钟	较长，数小时至 1~2 日
硝酸甘油作用	缓解疼痛显著	无效
诱发因素	用力、兴奋、饱餐等	同心绞痛，有时不明显
休克	无	常有
血压	可升高	常降低
气急或肺水肿	一般无	常有
发热	无	常有
白细胞计数	正常	增高
血沉	正常	快
血清谷草转氨酶等	正常	增高
心包摩擦音	无	可有

续表

临床表现	心绞痛	急性心肌梗死
心电图 ST 段	降低、恢复快	降低或抬高几小时以上
心电图 T 波	暂时低平或倒置	持久性改变
QRS 波	不改变	常有异常 Q 波

3. 实验室检查

3.1　心肌坏死标志物

检测心肌受损的特异性和敏感性均较高的标志物是心肌肌钙蛋白 T 或 I（CTnT 或 CTnI），肌红蛋白（MYO），肌酸激酶同工酶（CK-MB）。

3.2　心电图

心电图特征性变化（STEMI）出现 ST 段弓背上抬、病理性 Q 波（Q 波振幅≥1/4 R 波振幅、时间≥0.04s、Q 波可有切迹）、T 波倒置，有动态演变；心电图非特征性变化（NSTEMI）出现 ST 段压低、T 波倒置或仅有 T 波倒置。

（1）心肌梗死心电图的基本图形（图 3-5~ 图 3-9）

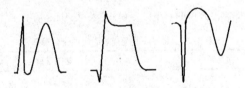

图 3-5　缺血型 T 波改变、损伤型
ST 段改变、坏死型 Q 波改变

（2）心肌梗死的心电图图形演变及分期

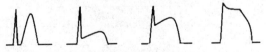

图 3-6　超急性期（急性损伤期），
梗死数分钟至数小时

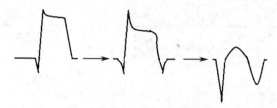

图 3-7 急性期（充分发展期），梗死数小时或数日，可持续到数周；缺血：T 波倒置；损伤：ST 段抬高；坏死：Q 波

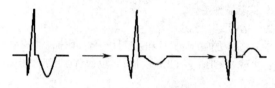

图 3-8 近期（亚急性期），梗死后数周至数月

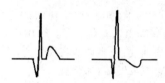

图 3-9 陈旧期（愈合期），梗死 3~6 个月后或更久

（3）急性心梗的心电图定位诊断（表 3-38）

表 3-38 急性心肌梗死的心电图定位诊断

梗死部位	心电图导联
前间壁	V_1、V_2、V_3
局限前壁	V_3、V_4、V_5
前侧壁	V_5、V_6、V_7、Ⅰ、aVL
广泛前壁	V_1、V_2、V_3、V_4、V_5
下间壁	V_1、V_2、V_3、Ⅱ、Ⅲ、aVF
下侧壁	V_5、V_6、V_7、Ⅱ、Ⅲ、aVF
下壁	Ⅱ、Ⅲ、aVF
正后壁	V_7、V_8
高侧壁	Ⅰ、aVL、V_8

4. 紧急救护

（1）休息：绝对卧床休息,减轻心脏负担。

（2）给氧：改善心肌缺血缺氧,减轻疼痛,减少心律失常。

（3）监测：持续进行心电、血压、呼吸、心功能监测,备好抢救药物及除颤仪器。

（4）解除疼痛：应用哌替啶或吗啡,必要时给予镇静,呼吸抑制者禁用吗啡。

（5）控制休克。

（6）消除心律失常。

（7）无禁忌者 6h 内溶栓,或做好经皮冠状动脉介入治疗（percutaneous coronary intervention, PCI）准备。

（8）就地溶栓或 PCI 决策

评估时间：<3h、3~12h、>12h

危险性：高危与低危

指征：有无溶栓或 PCI 条件

决定治疗方式：

溶栓或 PCI 均可：<3h、无高危、无再灌注治疗禁忌

首选溶栓：<3h、PCI 条件不够、时间延误

首选 PCI：高危、时间较晚、PCI 条件好、未明确 STEMI

5. 溶栓治疗

（1）主要溶栓药物比较（表 3-39）

表 3-39　主要溶栓药物比较

溶栓药（缩写）	剂量与方法	负荷剂量
尿激酶（UK）	150 万 U（30min）	无需
链激酶（SK）	150 万 U（30~60min）	无需
尿激酶原（suc-PA）	50mg（30min）	需
阿替普酶（rt-PA）	100mg/90min 根据体重	15mg 弹丸式静脉推注
瑞替普酶（r-PA）	10MU×2 次 （每次 >2min,间隔 30min）	无需
替奈普酶（TNK-tPA）	30~50mg（根据体重）*	弹丸式静脉推注

（2）溶栓后血管再通的间接判定指标

①60~90min 内心电图抬高的 ST 段至少回落 50%。

②cTnI 峰值提前至发病 12h 内，CK-MB 酶峰提前到 14h 内。

③2h 内胸痛症状明显缓解。

④2~3h 内出现再灌注心律失常，如加速性室性自主心律、房室传导阻滞（AVB）、束支阻滞突然改善或消失，或下壁心肌梗死患者出现一过性窦性心动过缓、窦房传导阻滞，伴或不伴低血压。

上述 4 项中，心电图变化和心肌损伤标志物峰值前移最重要。

冠状动脉造影判断标准：心肌梗死溶栓（TIMI）2 级或 3 级血流表示血管再通，TIMI 3 级为完全性再通，溶栓失败则梗死相关血管持续闭塞（TIMI 0~1 级）。

（3）溶栓后处理

对于溶栓后患者，无论临床判断是否再通，均应早期（3~24h 内）进行介入治疗的冠状动脉造影；溶栓后 PCI 的最佳时机仍有待进一步研究。无冠状动脉造影和（或）PCI 条件的医院，在溶栓治疗后应将患者转运到有 PCI 条件的医院。

（4）溶栓后出血并发症及其处理

溶栓治疗的主要风险是出血，尤其是颅内出血（0.9%~1.0%）。高龄、低体重、女性、既往脑血管疾病史、入院时血压升高是颅内出血的主要危险因素。一旦发生颅内出血，应立即停止溶栓和抗栓治疗；进行急诊 CT 或磁共振检查；测定红细胞比容、血红蛋白、凝血酶原、活化部分凝血活酶时间（APTT）、血小板计数和纤维蛋白原、D- 二聚体，并检测血型及交叉配血。4h 内使用过普通肝素的患者，推荐用鱼精蛋白中和（1mg 鱼精蛋白中和 100U 普通肝素）；出血时间异常可酌情输入 6~8U 血小板。

6. PCI 治疗

（1）PCI 术前护理要点

①向患者家属说明检查的费用、目的、方法，做好解释工作，

取得配合。

②备皮（双侧腹股沟、会阴、右上肢）

③左上肢留留置针。

④训练患者床上大小便。

⑤术前禁食禁水 4~6h，术前晚服安眠药。

⑥送导管室前嘱咐患者勿穿内衣内裤，排空膀胱。

⑦必要时术前口服波立维、拜阿司匹林各 300mg。

⑧碘过敏试验（导管室做）。

⑨根据病人情况准备造影剂（导管室）。

（2）PCI 术后护理措施

①介入侧肢体固定，安全过床，询问病人的感受，心电监测（避开除颤部位），监测并记录患者的生命体征，观察患者神志、精神状况。

②观察患者穿刺点周围有无渗血渗液，术肢肢体制动，观察术肢动脉搏动、肤温、肤色、感觉及末梢循环并左右对比。

③经股动脉穿刺的未放置血管闭合器的弹力绷带 9~12h；有闭合器的 4~6h，平卧 12h，留置鞘管的 2h 内拔除的不使用肝素，否则遵医嘱使用抗凝药物维持静脉滴注，拔除前 2h 停用。

④经桡动脉穿刺者则腕关节勿用力活动和弯曲，术侧上肢适当抬高 45°~90°或置于胸前，术侧手掌每隔半小时进行握放动作 5~10 次。TR-Band 止血器于术后 2~3h 开始放气，每小时放气 2ml，每次放气后应在床旁观察 1~2min，看伤口有无渗液，放完气体 1h 后若是没有出血则解除 TR-Band。

⑤嘱患者多饮水，可以吃清淡易消化的食物。

⑥重视患者的主诉，若有不适应及时告知医生进行处理。

⑦肾功能差者需监测术前术后 72h 肾功能指标变化。

⑧术侧肢体一周内避免输液、注射或测量血压。

⑨密切观察患者心电图的变化，警惕心律失常。警惕围手术期心梗，于术后 6h、12h、24h 动态检测心肌酶学变化。

⑩经桡动脉穿刺者，术后应注意以下问题（表 3-40）：

表 3-40 经桡动脉穿刺术后常见问题

问题	提示
指体由红润变苍白	指体缺血
指温增高,指体由红润变成暗紫色,而后指温下降,但仍有毛细血管回充盈现象,且反应迅速	肢体静脉回流大部分障碍但仍有少量回流
指腹张力明显增高,无毛细血管回流充盈现象	指体静脉回流障碍
前臂掌侧肿胀,剧烈疼痛,继而手指感觉减退,屈指力量减弱,被动伸腕、伸指加剧疼痛	前臂骨筋膜室综合征
五"P"症:由疼痛转为无痛(painless)、苍白(pallor)或发绀、感觉异常(paresthesia)、肌肉瘫痪(paralysis)、无脉(pulselessness)	前臂间隔区综合征
呼吸困难甚至窒息	颈部、纵隔血肿
前臂水疱	长时间过度压迫导致静脉回流不畅,产生水疱

记忆歌诀

心肌梗死的症状
心梗症状有三心,胸闷疼痛过速心,
恶心发慌失常心,低压休克衰竭心。

心肌梗死心电图定位
冠脉梗死有玄机,病窦常为右冠塞。
左冠回旋高侧壁,前间梗死左前降。
下壁心梗传导,前壁心梗律失常。

心肌梗死治疗的注意事项
休克禁用异丙肾,梗后一天避地黄。
临时起搏电复律,药效不显来帮忙。
剧烈疼痛用吗啡,除颤仪要备床旁。

第十六节 恶性心律失常

【思维导图】

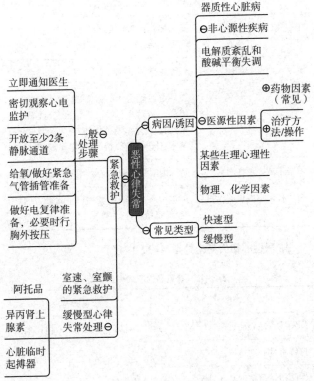

恶性心律失常思维导图

1. 定义

恶性心律失常指在短时间内引起血流动力学障碍,导致患者晕厥甚至猝死的心律失常。

2. 常见恶性心律失常的病因（表 3-41）

表 3-41 常见恶性心律失常的病因

类型	常见疾病
器质性心脏病	缺血性心脏病、心力衰竭、心源性休克
非心源性疾病	急性坏死性胰腺炎、急性脑血管意外、妊娠高血压综合征、慢性阻塞性肺病
电解质紊乱和酸碱失衡	低钾血症、高钾血症、低镁血症、低钙血症等
医源性因素	使用心血管受体药物、洋地黄与非洋地黄类强心药以及某些快速脱水药、抗心律失常药，进行某些有创操作，如主动脉球囊反搏术、体外循环支持、溶栓操作等
某些生理心理性因素	特殊因素引发自主神经功能紊乱
物理和化学因素的作用	严重中暑、电击伤、某些工业毒物、动物毒素、有毒植物等

3. 恶性心律失常常见类型（表 3-42）

表 3-42 常见恶性心律失常类型

类型	心电图特点
阵发性室性心动过速	详见第一章第三节心电图监测
持续室性心动过速	
尖端扭转型室性心动过速	
心室扑动	
心室颤动	
Ⅱ度Ⅱ型房室传导阻滞	
Ⅲ度房室传导阻滞	

4. 紧急救护

4.1 室速、室颤的紧急救护（表 3-43，表 3-44）

表 3-43　室速、室颤的紧急救护步骤

步骤	要点说明
评估	黑矇、头晕、心悸、呼吸困难
	心率 150~300 次 / 分，心电图示宽大畸形 QRS 波或不规则颤动波
	低血压或血压测不到
	意识丧失、抽搐、休克
	常规治疗 24h 不能缓解
初步判断	室速、室颤，立即通知医师
紧急处理	绝对卧床；密切观察心电监护；开放两条以上的静脉通路；吸氧；做好电复律准备，必要时行胸外按压；心理安慰
确认有效医嘱并执行	进行电复律；药物复律如利多卡因、胺碘酮、肾上腺素；应用镇静药
去除诱因，治疗病因	消除各种能引起心律失常的因素，病因治疗包括纠正心脏病理改变、调整异常病理生理功能
药物治疗	一般选用增强心肌自律性和加速传导的药物，如拟交感神经药（异丙肾上腺素等）；治疗快速性心律失常则选用减慢传导和延长不应期的药物，如迷走神经调节药（洋地黄制剂）
非药物治疗	包括机械方法兴奋迷走神经、心脏起搏器、电复律、电除颤、电消融、射频消融和冷冻或激光消融以及手术治疗
监测	意识水平；心率、心律、动态心电图；生命体征；复律效果及并发症；药物疗效及副作用
保持舒适	环境安静，减少探视；保持大便通畅；严格控制输液速度及输液总量；饮食少量多餐；心理支持

表 3-44 室性心律失常常用药物

药物	剂量	重复给药时间	总量	维持量
利多卡因（赛罗卡因）	50~100mg	5min	<200mg/30min	1~4mg/min
普罗帕酮（心律平）	70mg	10~15min	280~350mg	0.5~1mg/min
胺碘酮（乙胺碘呋酮）	5~10mg/kg	2~3 次 /24h	800~1200mg	10mg/（kg·d）

4.2 缓慢型心律失常的处理

（1）阿托品：一般情况下治疗心脏停搏和缓慢性无脉的电活动,给予 1mg 静注;若疑为持续性心脏停搏,应在 3~5min 内重复给药;静注 0.5~1mg/ 次,总量 0.04mg/kg。

（2）异丙肾上腺素：主要用于原发性或除颤后心动过缓的治疗,推荐剂量:以 0.5~1mg 加入液体内静脉泵入,速度为 1~4μg/min,依心率维持的具体情况调整。

（3）紧急处理时,有起搏设备的应立即行体外经皮心脏临时起搏,无体外起搏器时可越过此程序直接使用药物治疗,并积极准备行体内临时或永久起搏装置安装。

记忆歌诀

室速、室颤的紧急救护

昏迷休克室性律,黑矇晕悸呼吸难。
卧床吸氧通静脉,急救除颤备床旁。
报告医生急用药,吗啡利多胺碘酮。
查因监测观疗效,控制液量大便通。

缓慢型心律失常紧急救护

律慢莫要太惊慌,阿托异丙来帮忙。
卧床吸氧密监测,临时永久起搏强。

第十七节 心搏骤停

【思维导图】

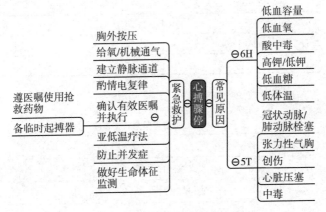

心搏骤停思维导图

1. 定义

心搏骤停是指心脏在出乎预料的情况下突然停止波动,在瞬间丧失了有效的泵血功能,从而引发的一系列临床综合征。

2. 心搏骤停常见原因(表3-45)

表3-45 心搏骤停常见原因

6个"H"	
Hypovolemia	低血容量
Hypoxia	低氧血症
Hydrogenion(acidosis)	酸中毒
Hyper-/hypokalemia	高钾/低钾血症
Hypoglycemia	低血糖
Hypothermia	低体温

续表

5 个 "T"	
Thrombosis of the coronary/ pulmonary vasculature	冠状动脉或肺动脉栓塞
Tension pneumothorax	张力性气胸
Trauma	创伤
Tamponade（cardiac）	心脏压塞
Toxins	中毒

3. 紧急救护（表 3-46）

表 3-46　心搏骤停紧急救护步骤

步骤	要点说明
评估	突然意识丧失或伴有抽搐
	叹息样呼吸，呼吸停止
	大动脉搏动消失，血压测不到
	瞳孔散大，发绀明显
	听诊心音消失。
	心电图示心室扑动与颤动，心脏停搏，心电 - 机械分离，无脉式室速
初步判断	心搏骤停，立即通知医师
紧急处理	立即胸外心脏按压；开放气道或人工气道、供氧；酌情直流电除颤；心电监护；建立静脉通路；床边特级护理
确认有效医嘱并执行	遵医嘱使用抢救药物；配合完成电复律；积极治疗原发病，防治并发症；备临时起搏器；采用低温疗法，强化头部降温
监测	心率、心律、心电图；血压、脉搏、呼吸、体温；意识、瞳孔、面色；尿量；血气分析；CVP；末梢循环
保持舒适	保持病室安静，减少探视；保持大便通畅，勿用力排便；少量多餐，忌饱餐；提供心理支持

心搏骤停

低血容量高钾酸,低体温来氧钾糖。

心肺栓塞张力胸,创伤中毒压塞心。

颈/股动脉无搏动,报告医生求帮助。

开放气道做按压,胸骨中下连乳头。

给氧监测通静脉,唱对用药需谨慎。

电击除颤高能量,多复几次治顽固。

复苏后易脑损伤,低温疗法减消耗。

6W5T因常见,积极纠正防并发。

第十八节 急性脑出血

【思维导图】

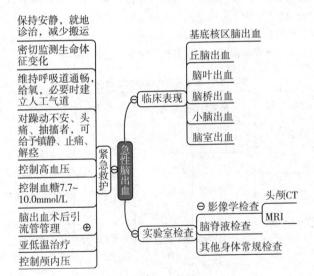

急性脑出血思维导图

大脑结构图见图 3–10。

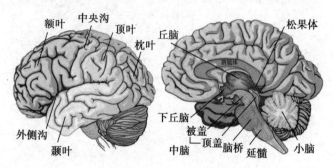

额叶　中央沟　顶叶　丘脑　松果体　枕叶　胼胝体　下丘脑　被盖　顶盖　脑桥　延髓　小脑　中脑　外侧沟　颞叶

图 3–10　大脑结构图

1. 定义

脑出血又称脑溢血,指非外伤性脑实质内的出血,绝大多数是高血压病伴发的脑小动脉病变在血压骤升时的破裂所致,称为高血压脑病。影像学检查是脑出血诊断的重要手段,尤其脑 CT 检查是诊断早期脑出血的金标准。

2. 常见脑血管疾病的鉴别诊断要点（表 3–47）

表 3–47　常见脑血管疾病的鉴别诊断要点

特点	缺血性脑血管病		出血性脑血管病	
	脑血栓形成	脑栓塞	脑出血	蛛网膜下腔出血
发病年龄	多在 60 岁以上	青壮年	55~65 岁多见	各组年龄均有
常见病因	动脉粥样硬化	风湿性心脏病	高血压及动脉硬化	动脉瘤、血管畸形、动脉粥样硬化
起病时状况	多在安静时	不定	多在活动时	多在活动时

续表

特点	缺血性脑血管病		出血性脑血管病	
	脑血栓形成	脑栓塞	脑出血	蛛网膜下腔出血
起病缓急	较缓（小时、天）	最急（秒、分）	急（分、小时）	急（分）
昏迷	较轻	少，短暂	深而持续	少，短暂、较浅
头痛	无	少有	神志清楚者有	剧烈
呕吐	少见	少见	多见	多见
血压	正常或增高	多正常	明显增高	正常或增高
瞳孔	多正常	多正常	脑疝时患侧大	患侧大或正常
眼底	动脉硬化	可见动脉栓塞	可见视网膜出血	可见玻璃体下出血
偏瘫	多见	多见	多见	无
颈项直	无	无	多有	多明显
脑脊液	多正常	多正常	压力增高，可为血性	压力增高，均为血性
CT	脑内低密度灶	脑内低密度灶	脑内高密度灶	蛛网膜下隙可见高密度灶

3. 临床表现

绝大多数患者出现头痛、呕吐、昏迷及偏瘫等共性症状。但因出血部位不同,其临床表现也不同,见表3-48。

表3-48　不同部位脑出血临床表现

出血部位	临床表现
基底核区出血	是最常见的出血部位,累及内囊称为内囊出血。其典型临床表现为对侧"三偏"(偏瘫、偏身感觉障碍、偏盲);但若出血偏于内囊外侧,主要损害外囊部位,则临床症状多较轻些,多无意识障碍,偏瘫也轻,预后较好
丘脑出血	如属一侧丘脑出血,出血量较少时,表现为对侧偏身感觉障碍,本体感觉障碍明显。如果出血量大,受损部位波及对侧丘脑及丘脑下部,则出现呕吐咖啡样物,呕吐频繁呈喷射状,且有多尿、尿糖、四肢瘫痪、双眼向鼻尖注视等症,预后差
脑叶出血	也称为皮质下白质出血,除表现头痛、呕吐外,不同脑叶的出血,临床表现亦有不同。额叶出血可出现精神症状,如烦躁不安、疑虑,对侧偏瘫、运动性失语等;顶叶出血则出现对侧感觉障碍;颞叶出血可出现感觉性失语、精神症状等;枕叶出血则以偏盲最为常见。脑叶出血一般症状均略轻些,预后相对较好
脑桥出血	脑桥是脑干出血的好发部位。早期表现病处侧面瘫,对侧肢体瘫,称为交叉性瘫。这是脑桥出血的临床特点。如果出血量大,则影响对侧,出现四肢瘫、瞳孔缩小、高热、昏迷等症;如果血液破入第四脑室则出现抽搐、呼吸不规则等严重症状,预后多不好
小脑出血	若出血量少,临床表现常为先出现头晕,继则有剧烈头痛、频繁呕吐、走路不稳、讲话不清;如果出血量大,压迫延髓生命中枢,严重者可突然死亡

续表

出血部位	临床表现
脑室出血	一般分为原发性和继发性,原发性脑室出血为脑室内脉络丛破裂出血,较为少见。继发性者是由于脑内出血量大,穿破脑实质流入脑室。临床表现为呕吐、多汗、皮肤发紫或苍白。发病后1~2h便陷入深昏迷、高热、四肢瘫或呈强直性抽搐、血压不稳、呼吸不规律等。病情多为严重,预后不良

4. 实验室检查

(1)影像学检查:颅脑 CT 时脑出血最有效最迅速的确诊方法, 0.5ml 以上的出血常可以通过脑 CT 清楚地显示出来。MR 对脑干及小脑极少量出血检出率高于 CT。

(2)脑脊液检查:没有条件或不能进行脑部 CT 扫描者,或怀疑有中枢神经系统感染者可进行腰穿检查,脑脊液压力常升高,可呈均匀血性。

(3)同时监测血、尿常规、血糖、肝肾功能、凝血系列、电解质、心电图等情况了解全身状态。

5. 紧急救护

脑出血的治疗包括内科治疗和外科治疗,大多数患者均以内科治疗为主,如果病情危重或发现有继发原因,且有手术适应证者,则应该立即行术前准备,进行外科手术或介入治疗。

(1)保持绝对安静卧床,不宜长途及过多搬运。

(2)密切监测生命体征变化,尤其是血压、呼吸、脉搏、瞳孔、意识状态等。

(3)注意保持呼吸道通畅,必要时建立人工气道。

(4)躁动不安、头痛、抽搐者,可给予镇静、止痛、解痉治疗。

(5)控制高血压

2014 年中国脑出血诊治指南推荐意见:①应综合管理脑出血患者的血压,分析血压升高的原因,再根据血压情况决定是否进行降压治疗(Ⅰ级推荐, C 级证据);②当急性脑出血患者收

缩压 >220mmHg 时,应积极使用静脉降压药物降低血压;当患者收缩压 >180mmHg 时,可使用静脉降压药物控制血压,根据患者临床表现调整降压速度,160/90mmHg 可作为参考的降压目标值(Ⅲ级推荐,C 级证据);③在降压治疗期间应严密观察血压水平的变化,每隔 5~15min 进行 1 次血压监测(Ⅰ级推荐,C 级证据)。

(6)控制血糖:推荐意见:血糖值可控制在 7.7~10.0mmol/L。

(7)脑出血术后引流管的管理见本书第二章第十四节。

(8)亚低温治疗。

(9)控制颅内压升高:颅内压升高基本临床特征是头痛、呕吐、视盘水肿、意识障碍和脑疝。

①评估神经系统体征。

②给氧和增加通气。

③控制血压,维持液体平衡。

④将床头抬高 30°,颈部保持自然位置,避免弯曲、伸直过度、转动。

⑤减少环境刺激。

⑥脑脊液引流。

⑦抗癫痫抽搐治疗。

⑧给予镇静、镇痛、脱水药物治疗。

⑨应用巴比妥类药物。

记忆歌诀

急性脑出血紧急救护方法

脑出血,起病急,活动晕倒要警惕。

一看瞳孔二呼吸,头痛呕吐常光临。

高血压,颈强直,偏瘫歪嘴照 CT。

畅气道,给吸氧,止血脱水降血压。

降颅压,很重要,抬高床头颈平直。

房幽静,少刺激,术后引流适当好。

镇静镇痛抗癫痫,亚低温治疗不可少。

第十九节 急性脑梗死

【思维导图】

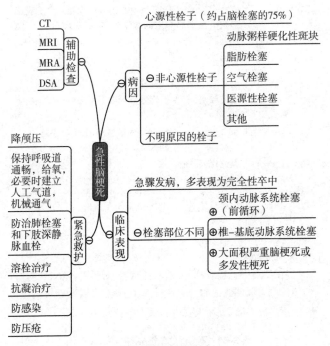

急性脑梗死思维导图

1. 定义

脑梗死是由于脑动脉粥样硬化,血管内膜损伤使脑动脉管腔狭窄,进而因多种因素使局部血栓形成,使动脉狭窄加重或完全闭塞,导致脑组织缺血、缺氧、坏死,引起神经功能障碍的一种脑血管病。

2. 病因（表 3-49）

表 3-49 脑梗死常见病因

栓子来源	常见疾病
心源性栓子	占所有栓塞的 75%，系由心内膜和瓣膜上栓子脱落造成。易引起栓塞的常见疾病：心房颤动、心瓣膜病、感染性心内膜炎、心肌梗死、心肌病、心脏手术、先天性心脏病等
非心源性栓子	动脉粥样硬化斑块性栓塞 脂肪栓塞：多见于长骨骨折或手术和脂肪组织受挤压等 空气栓塞：如潜水员病、大静脉穿刺、肺叶手术、人工气胸、人工流产、剧烈咳嗽和输液时的空气进入等 其他：如癌细胞、虫卵、寄生虫栓子 医源性栓塞：血管内介入性诊断和治疗导致
原因不明栓子	少数栓塞者在临床检查甚至尸检时，均不能发现栓子来源

3. 临床表现

多在活动中急骤发病，无前驱症状，局灶性神经体征在数秒至数分钟达到高峰，多表现完全性卒中，意识清楚或轻度意识模糊，栓塞部位不同，临床表现也有较大差异（表 3-50）。

表 3-50 不同部位急性脑梗死临床表现

梗死部位	临床表现
颈内动脉或大脑中动脉主干栓塞	可导致大面积脑梗死，发生严重脑水肿、颅内压增高，甚至脑疝和昏迷，常见痫性发作
颈内动脉系统栓塞（前循环）	偏瘫、偏身感觉障碍、同向偏盲、失语或局灶性癫痫发作等，偏瘫以面部和上肢较重
椎-基底动脉系统栓塞	眩晕、复视、交叉瘫或四肢瘫、共济失调、饮水呛咳、吞咽困难及构音障碍等

4. 实验室检查

除了与脑栓塞诊断有关的 CT、MRI、MRA、DSA 等检查外，还应积极查找栓子来源，这些检查包括胸部 X 线检查、心电图、超声心动图、颈部血管 B 超等。

5. 紧急救护

（1）脱水降颅压，扩容稳压。临床脱水药物常用甘露醇，肾功能异常者可用甘油果糖和呋塞米。控制血压：早期收缩压控制在 120~180mmHg 或舒张压控制在 110~120mmHg，严密观察，如血压 >220/120mmHg，应缓慢降压。如血压为 150~160/100 时不需要使用降压药。血压过低可加重脑缺血。颅内压增高：卧床，避免头颈部过度扭曲，避免颅内压过度增高的因素，如咳嗽、用力、发热、癫痫、呼吸道不畅等。

（2）保持呼吸通畅，呼吸困难者可给予吸氧、必要时气管切开。

（3）防止肺栓塞和下肢深静脉血栓形成，可皮下注射低分子肝素或肝素制剂。

（4）溶栓治疗：发病后 3~6h 以内进行。可静脉给药溶栓，也可动脉给药溶栓，动脉溶栓未广泛应用于临床。严格掌握适应证，6~12h 内未见明显脑水肿，也考虑溶栓。溶栓常用药物有尿激酶、纤溶酶原激活剂（t-PA）。溶栓治疗的主要危险性和副作用是颅内出血，心源性栓塞脑出血的机会更高。溶栓后要使用护胃药物避免消化道出血。

（5）抗凝治疗：常用的药物有肝素、低分子肝素，必须做凝血检测。主要的副作用是出血，其中低分子肝素较普通肝素更安全。

（6）预防和治疗呼吸道和泌尿系感染，合理应用抗生素。

（7）早期活动防止压疮形成，每 2h 翻身拍背和被动活动瘫痪肢体。

记忆歌诀

急性脑梗死

血栓来无声,年龄老中青。
心源栓子多,空气脂肪粥。
栓塞位不同,预后差距多。
病因不消除,复发几率大。
三偏失语症,少有头痛生。
痉挛又癫痫,意识障碍多。
急救气通畅,脱水降颅压。
血压勿过低,防止血栓移。
溶栓要尽早,抗凝勿过量。
预防院感发,同把压疮防。

第二十节　脊髓损伤

【思维导图】

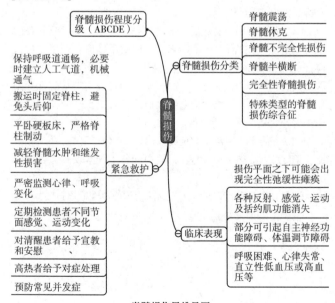

脊髓损伤思维导图

1. 定义

脊髓损伤是由于外伤感染等原因造成脊髓结构、功能的损害，引起损伤平面以下不同程度的运动、感觉及自主功能障碍。

2. 脊髓损伤的分类及其特点（表 3-51）

表 3-51　脊髓损伤的分类及其特点

分类	特点
脊髓震荡	功能性损伤 脊髓无实质性损伤 早期表现为不完全性损伤 24h 内开始恢复，3~6 周内可完全恢复
脊髓休克	脊髓被横断与高级中枢失去联系后，断面以下的脊髓暂时丧失反射活动，处于无反应状态 3~4 周。在断面以下脊髓所支配的骨骼肌紧张性减退或消失，外周血管扩张，血压下降，括约肌功能障碍及发汗反射消失（表明断面以下躯体和内脏反射均减退或消失）
脊髓不完全性损伤	在神经平面以下包括最低位的骶段（S_4~S_5）保留部分感觉或运动（骶部感觉包括肛门黏膜皮肤交界处和肛门深部的感觉）
脊髓半横断	同侧运动消失 主要表现：皮质脊髓侧束损伤出现痉挛性瘫痪脊髓前角损伤出现弛缓性瘫痪；同侧后柱损伤出现本体感觉、震颤觉、两点辨别觉及触觉障碍
完全性脊髓损伤	最低骶段（S_4~S_5）的感觉和运动功能完全消失
特殊类型的脊髓损伤综合征	中央索综合征：上肢神经受累重于下肢 半切综合征：损伤同侧肢体本体感觉和运动丧失，对侧温痛觉丧失 前索综合征：损伤平面以下运动和温痛觉丧失，本体感觉存在 圆锥综合征：常引起膀胱、肠道和下肢反射消失 马尾综合征：引起膀胱、肠道和下肢反射消失，弛缓性瘫痪，外周神经损伤特征，不规则神经平面，疼痛常见、显著，大小便失禁

3. 临床表现

不同平面节段的脊髓损伤临床表现亦不相同,脊髓受损后损伤平面之下可能会出现完全性弛缓性瘫痪,各种反射、感觉、运动及括约肌功能消失,部分可引起自主神经功能障碍、体温调节障碍、呼吸困难、心律失常、直立性低血压或高血压等。

4. 脊髓损伤程度的分级(表3–52)

表3–52　脊髓损伤程度的分级(ASIA标准)

分级	特　　点
A	完全性损伤 骶段($S_4 \sim S_5$)无任何感觉或运动功能保留
B	不完全损伤 损伤平面以下包括骶段有感觉但无运动功能
C	不完全损伤 损伤平面以下存在运动功能,大部分关键肌肌力3级以下
D	不完全损伤 损伤平面以下存在运动功能,大部分关键肌肌力3级或以上
E	正常 感觉或运动功能正常

5. 紧急救护

(1)保持呼吸道通畅,必要时建立人工气道并机械辅助通气。

(2)搬运时头部固定,头颈部两侧加垫避免摆动,平卧于硬板床,颈椎损伤者注意轴向牵引。避免头后仰引起脊髓再次损伤,出现呼吸心搏骤停。

(3)严格脊柱制动。

(4)减轻脊髓水肿和继发性损害。

(5)严密监测心律、呼吸变化。

(6)定期检测患者不同节面感觉、运动变化。

(7)对清醒者给予宣教及安慰。

(8)高热者给予对症处理。

（9）预防常见并发症：排尿功能障碍、肺炎、深静脉血栓、应激性溃疡、压疮、创伤后心理应激反应等。

记忆歌诀

脊髓损伤的紧急救护

气道通畅是首要，插管急救备床旁。

搬运转身头固定，避免摆动硬板床。

颈椎损伤轴向牵，头勿后仰防损伤。

脊柱严格做制动，翻身轴线多人帮。

损伤平面勤评估，控制水肿和再伤。

各种症状早处理，做好安慰放心上。

第二十一节　重症急性胰腺炎

【思维导图】

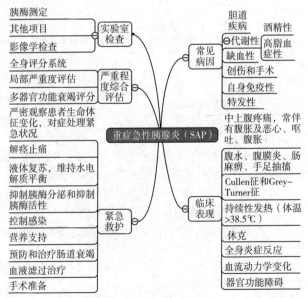

重症急性胰腺炎思维导图

1. 定义

重症急性胰腺炎（severe acute pancreatitis，SAP）是多种病因引起的胰腺局部炎症、坏死和感染，并伴全身炎症反应和多个器官功能损害的疾病。急性胰腺炎伴有脏器功能衰竭（$PaO_2/FO_2<300mmHg$ 或肌酐 $>170\mu mol/L$ 或收缩压 $<90mmHg$ 液体复苏无效或收缩压 $<90mmHg$；$pH<7.3$）持续 48h 以上可诊断为重症急性胰腺炎。

2. 常见病因（表 3-53）

表 3-53　重症急性胰腺炎的常见病因

	常见病因
胆道疾病	主要包括胆道结石、炎症及蛔虫病，以胆结石最常见
代谢性	酒精性、高血脂性
缺血性	各种原因所致的胰腺缺血性损伤是部分胰腺炎的直接致病因素
创伤和手术	胰腺广泛的钝挫伤或穿透伤以及术中损伤均有可能导致胰酶外溢、胆汁或肠液反流，从而导致急性胰腺炎
自身免疫性疾病	系统性红斑狼疮
特发性	不能明确原因

3. 临床表现

（1）突发上中腹部持续性剧烈疼痛，呈钝痛、刀割样痛或绞痛，并多向肩背部放射，常伴有腹胀及恶心、呕吐、腹胀。

（2）部分患者出现程度不等的腹水现象。

（3）部分患者并发腹膜炎、肠麻痹、手足抽搐。

（4）严重病例渗出物透过腹膜后渗入腹壁，可见肋腹部皮肤呈灰紫斑（Grey-Turner 征）或脐周皮肤青紫（Cullen 征）。

（5）发热，多为中度以上发热，如果高热持续不退，多表示胰腺或腹腔有继发感染。

（6）休克，急性出血坏死型胰腺炎休克可逐渐发生或突然出现。

（7）全身炎症反应。

（8）血流动力学变化,以有效循环容量不足和分布异常为特点。

（9）器官功能障碍,可出现急性呼吸衰竭或肺栓塞,如伴有系统炎症反应或败血症,需要密切观察心脏功能及系统血压变化。

4. 实验室检查

（1）胰酶测定:血清淀粉酶在发病 6~12h 后开始上升,持续 3~5 天后逐渐降至正常,高于正常值 3 倍以上（>330U/L）诊断价值大。但淀粉酶的高低与病变轻重程度不成正比。

（2）其他项目:血常规检查见红细胞及白细胞升高,红细胞压积增大,提示血液浓缩,这是重症胰腺炎比较特征性改变,另外还有白细胞增高。血液生化检查可见血糖升高、电解质异常,进展急剧的重症急性胰腺炎早期即可出现肾脏或肝功能异常,呼吸衰竭、代谢性酸中毒等。

（3）影像学检查:胸腹部 X 线片、CT、腹部 B 超、MRI 均对胰腺炎诊断有帮助。

5. 急性重症胰腺炎病情严重程度评分

5.1 全身评分系统

（1）急性胰腺炎 Ranson 分级（表 3-54）

表 3-54 急性胰腺炎 Ranson 分级

	检验项目	0 分	1 分
入院时	年龄	≤55 岁	>55 岁
	白细胞计数	≤16×10⁹/L	>16×10⁹/L
	血糖	≤11.1mmol/L	>11.1mmol/L
	天冬氨基酸基转移酶（AST）	≤250IU/L	>250IU/L
	乳酸脱氢酶（LDH）	≤350IU/L	>350IU/L

续表

	检验项目	0分	1分
入院48h	红细胞压积	无下降或比入院时下降≤10%	降低>10%
	血尿素	无上升或上升≤1.79mmol/L	增加>1.79mmol/L
	血清钙	≥2mmol/L	<2mmol/L
	氧分压 PaO_2	≥60mmHg	<60mmHg
	碱剩余	代谢性酸中毒,碱缺失≤4mmol/L;正常或代谢性碱中毒	代谢性酸中毒,碱缺失>4mmol/L
	液体潴留(入-出)	≤6L	>6L

注:合计1~2分 轻度,死亡率约9%

3~4分 中度,死亡率约16%

5~6分 重度,死亡率约40%

≥7分 极重度,死亡率100%

（2）APACHE Ⅱ评分 1992美国亚特兰大急性胰腺炎国际会议上将 APACHE Ⅱ评分≥8分以上的胰腺炎定位重症胰腺炎。

5.2 局部严重度估计（表3-55）

表3-55 Balthazar 的 CT 评分

胰腺坏死程度	
无坏死	0
坏死范围≤30%	2
坏死范围≤50%	4
坏死范围>50%	6

注:CT严重程度指数（CTSI）=急性胰腺炎 Ranson 分级 + 胰腺坏死程度

严重程度分三级:Ⅰ级,0~3分;Ⅱ级,4~6分;Ⅲ级,7~10分;Ⅱ级以上为重症

5.3 多器官功能障碍的评价

改良 Marshall 评分系统常用于判断重症急性胰腺炎患者

的器官功能衰竭情况,单一器官系统的改良 Marshall 评分≥2 分可诊断为器官功能衰竭,患者存在两个或两个以上的器官功能衰竭,可诊断为多器官功能衰竭(multiple organ failue,MOF)(表3-56)。

表3-56　判断重度急性胰腺炎伴有器官功能
衰竭的改良 Marshall 评分系统

项目	评分(分)				
	0	1	2	3	4
呼吸(PaO_2/FiO_2)	>400	301~400	201~300	101~200	<101
循环(收缩压,mmHg)	>90	<90,补液后可纠正	<90,补液后不可纠正	<90,pH<7.3	<90,pH<7.2
肾脏(肌酐,μmol/L)	<134	134~169	170~310	311~439	>439

注:PaO_2为动脉血氧分压,FiO_2为吸入氧浓度,按照空气(21%)、纯氧2L/min(25%)、纯氧4L/min(30%)、纯氧6~8L/min(40%)、纯氧9~10L/min(50%)换算

6. 紧急救护

(1)监护:密切观察患者的生命体征,根据器官功能衰竭及代谢紊乱情况采取相应的防治措施,低氧血症应面罩给氧,出现 ARDS 应给予正压辅助通气,有严重麻痹性肠梗阻患者给予胃管持续胃肠减压。

(2)解痉镇痛:抗胆碱能药能减少胃酸与胰液分泌,缓解平滑肌痉挛。常用阿托品或山莨菪碱肌内注射,疼痛剧烈时可加用哌替啶。

(3)液体复苏:在 SAP 早期,最重要的是静脉补液,以维持机体有效血容量和水、电解质平衡。

(4)遵医嘱应用抑制胰腺外分泌和胰酶抑制药物,禁食及胃肠减压,以改善症状,直至腹痛消失和(或)血清淀粉酶活性降至正常。

（5）预防感染，应用抗生素。

（6）早期营养支持。

（7）预防和治疗肠道衰竭。

（8）血液滤过治疗。

（9）准备手术治疗。

记忆歌诀

重症胰腺炎

腹痛腹胀恶心吐，炎症反应遍全身。

腹水膜炎肠麻痹，抽搐休克常发生。

器官功能出障碍，心衰呼衰内紊乱。

解痉止痛早复苏，控制感染早纠酸。

禁食胃肠要减压，抑制胰酶重营养。

第二十二节　急性消化道出血

【思维导图】

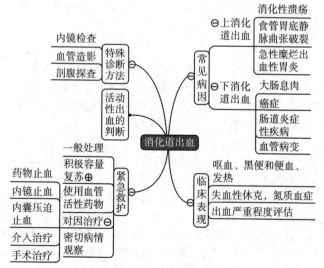

急性消化道出血思维导图

1. 定义

消化道出血是重症患者常见的临床症状,根据出血部位分为上消化道出血和下消化道出血。急性上消化道出血是指Treitz韧带以上的消化道(食管、胃、十二指肠、空肠上段、胰腺、胆道)的急性出血,是临床常见急症。下消化道出血是指屈氏韧带以下的肠道出血。

2. 病因

上消化道出血:以消化性溃疡、食管胃底静脉曲张破裂、急性糜烂出血性胃炎等最常见,另外还有肿瘤、胃肠吻合术后的吻合口溃疡、物理化学性损伤等。

下消化道出血:以大肠息肉、癌症、肠道炎症性疾病和血管病变等常见,另外如痔疮、肛瘘、痢疾等。

3. 临床表现

呕血、黑便,常伴失血性周围循环衰竭,若出血量过大、出血不止或治疗不及时,可导致死亡。不同出血严重程度估算(表3–57)。

表3–57　出血严重程度评估

严重程度		出血量
根据休克指数估算	休克指数为1	失血量为800~1200ml(占总血量20%~30%)
	休克指数>1	失血量1200~2000ml(占总血量30%~50%)
根据临床表现估算	粪便隐血试验呈阳性	一般成人每日消化道出血>5~50ml
	黑便	每日出血量50~100ml即可出现
	呕血	胃内积血达250~300ml,可引起呕血。
	不出现全身症状	一次出血量不超过400ml
	出现全身症状	出血量超过400~500ml,出现头晕、心慌、冷汗、乏力、口干等症状
	循环衰竭表现	短时间内出血量超过1000ml,可有晕厥、四肢冰凉、尿少、烦躁不安等休克症状

续表

严重程度		出血量
根据实验室检查估算	血红蛋白低于 70g/L 时红细胞已丢失 50%	可为输血指征
	血尿素氮 >8mmol/L 而血肌酐正常	提示出血已达 1000ml 以上

4. 常用特殊诊断方法

（1）内镜检查：内镜检查是消化道出血定性、定位诊断的首选方法，而且可以在诊断的同时做治疗。

（2）血管造影：在活动性出血情况下，选择性血管造影对消化道出血的诊断和治疗有重要作用。局限性在于仅对活动性的、出血量较大的动脉性出血诊断阳性率高。

（3）剖腹探查：对各种检查均无法明确出血原因时，应考虑剖腹探查。术中联合内镜、血管造影等方法可提高诊断成功率。

5. 活动性出血的判断

（1）反复呕血或黑便次数增多、粪质稀薄，伴有肠鸣音亢进。

（2）周围循环衰竭的表现经充分补液输血而未见明显改善，或暂时好转而又恶化。

（3）血红蛋白浓度、红细胞计数和血细胞比容继续下降，网织红细胞计数持续增高。

（4）补液与尿量足够的情况下，血尿素氮持续或再次升高。

6. 紧急救护

6.1　一般处理

患者应卧床休息，头偏一侧，保持呼吸道通畅，避免呕吐物吸入窒息，给予吸氧；GCS 评分 <8 分者，应当对呼吸道采取保护措施；活动性出血期间禁食，留置胃管以帮助明确出血部位，及时吸出胃内容物，用冰盐水洗胃；抽交叉配血，做好输血准备；严密观察病情。

6.2　积极容量复苏

常用的复苏液体包括生理盐水、平衡液、人工胶体和血液制品。无论是否可以立即得到血液制品或胶体液,通常主张先输入晶体液,合并感染的患者应禁用或慎用人工胶体。在没有控制消化道出血情况下,应早期使用血液制品。对于门脉高压食管静脉曲张破裂出血的患者,血容量的恢复要谨慎,给予限制性液体复苏,过度输血或输液可能导致继续或再出血。

复苏及输血治疗需要达到以下目标:收缩压 90~120mmHg;脉搏 <100 次 / 分钟;尿量 >40ml/h;血 Na^+<140mmol/L;意识清楚或好转;无显著脱水貌。对大量失血的患者输血达到血红蛋白 80g/L,血细胞比容 25%~30% 为宜,不可过度,以免诱发再出血。血乳酸恢复正常是良好的复苏终点指标。

6.3　血管活性药物的使用

在积极补液的前提下如果患者的血压仍然不能提升到正常水平,可以适当地选用血管活性药物,以改善重要脏器的血液灌注。

6.4　止血措施

(1)药物止血:①生长抑素止血效果肯定,因不伴全身血流动力学改变,故短期使用几乎没有严重不良反应,但价格较贵;②抑制胃酸分泌的药物,对消化道溃疡和急性胃黏膜损害引起的出血,常规予 H_2 受体拮抗药或质子泵抑制药,急性出血期经静脉途径给药;③冰盐水和血管收缩剂洗胃。

(2)内镜治疗:对食管静脉曲张破裂所致大出血,在内镜直视下注射硬化剂至曲张静脉,或用皮圈套扎曲张静脉,可达到止血目的,并有效防止早期再出血,是目前治疗食管静脉曲张破裂出血的重要手段。

(3)内囊压迫止血:气囊压迫过久可引起黏膜糜烂,故持续压迫时间最长不超过 24h,放气解除压迫一段时间后,必要时重复充盈气囊恢复牵引。

(4)以上方法不能止血者可考虑介入及手术治疗。

6.5　密切监测病情变化(表 3-58)

表3-58　消化道出血病情观察要点

观察要点	要点说明
生命体征	有无心率加快、心律失常、脉搏细弱、血压降低、脉压变小、呼吸困难、体温不升或发热,给予心电监护
精神和意识状态	有无精神疲倦、烦躁不安、嗜睡、表情淡漠、意识不清甚至昏迷
皮肤和甲床色泽	肢体温暖或是湿冷,周围静脉特别是颈静脉充盈情况
出血严重程度	观察呕血和黑便的情况,记录出血次数和出血量,如有颜色变化,应及时留取标本。结合全身表现判断是否出现周围循环衰竭。如以上所述,观察重点是血压和脉搏的变化
止血治疗的效果	监测呕血、黑便的次数、数量和性质,动态观察血红蛋白浓度、红细胞计数、血细胞比容和网织红细胞计数,注意氮质血症的发展情况,综合判断出血是否停止

记忆歌诀

消化道出血

消化出血很常见,位置划分上和下。
上消出血多溃疡,其次食管胃底静脉张。
慢性胃炎胃糜烂,吻合口处和空肠。
下消大肠息肉和癌症,肠道炎症血管病。
呕血黑便和便血,休克危急循环衰。
上消呕血便黑色,下消出血便鲜红。
内镜造影早确诊,原因不明再剖腹。
禁食洗胃快补液,畅通气道防阻塞。
对症治疗早止血,重视病因早预防。

第二十三节 腹腔间隙综合征

【思维导图】

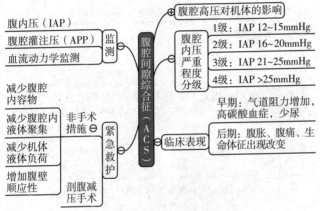

腹腔间隙综合征思维导图

1. 定义

任何原因引起的腹内压持续增高≥12mmHg（儿童≥10mmHg）所导致的心血管、肺、肾、胃肠以及颅脑等多器官系统的功能障碍称为腹腔间隙综合征（abdominal compartment syndrome，ACS）。

2. 腹腔高压对机体的影响

（1）胃肠道：压迫肠黏膜，导致血流减少，内脏水肿，细菌移位，严重者导致肠缺血和坏死。

（2）呼吸系统：腹腔内压力升高导致膈肌上抬，胸腔压力升高，肺实质被压缩。导致高通气阻力、低氧血症及高碳酸血症。

（3）循环系统：胸腔内压力升高，回心血量和心排血量减少，CVP等血流动力学参数不能准确反映血容量的情况。

（4）肾：腹内压15~20mmHg即出现少尿，达30mmHg可无尿。

（5）中枢神经系统：颅内压升高，脑灌注压下降，脑组织灌注不良。

（6）肝：导致肝静脉、门静脉血流降低。

（7）炎性介质：导致全身炎性反应进一步加剧。

3. 腹腔高压严重程度分级（表 3-59）

表 3-59　2013 年 WSACS 专家共识腹腔内压的严重程度分级

级别	腹内压值（IAP）	处理
Ⅰ级	12~15mmHg	连续监测或至少每 4h 监测 IAP，积极予降低 IAP 非手术措施
Ⅱ级	16~20mmHg	连续监测或至少每 4h 监测 IAP，积极予降低 IAP 非手术措施，密切观察各器官功能情况（如氧合指数，尿量等），预防 ACS
Ⅲ级	21~25mmHg	在原基础上，积极处理原发病，降低 IAP，避免过多的液体复苏
Ⅳ级	>25mmHg	腹腔间隙综合征（ACS）明显时应进行开腹减压

4. 临床表现

早期主要表现为呼吸道阻力增加和高碳酸血症，少尿；后期腹胀腹痛明显，腹内压急剧升高，生命体征发生改变，出现脏器衰竭。

5. 监测

（1）腹腔内压（intra-abdominal pressure，IAP）的监测：目前普遍监测腹内压的方法为膀胱压测定法。膀胱压监测的标准方法为：完全直仰卧位，经尿道插入导尿管至膀胱，排空膀胱后夹闭尿管，经尿管向膀胱内注入 25ml 生理盐水，停留 30~60s、腹肌无收缩情况下，以腋中线水平为零点，在呼气末读数。

（2）腹腔灌注压（abdominal perfusion pressure，APP）：APP 定义为平均动脉压与腹腔内压的差值，即：APP=MAP-IAP。腹腔灌注压比单独的腹腔压力更准确反映腹腔内脏器灌注的情况。

（3）血流动力学监测：患者压力指标和容量指标（RVEDVI和GEDVI）结合分析能够更准确地评级患者的容量状态。

6. 紧急救护

腹腔间隙综合征的处理包括非手术方法和手术方法。

6.1　非手术措施降低腹内压

（1）减少腹腔内容物：胃肠减压、灌肠、肛管减压等，亦可视情况给予胃肠动力药物。

（2）减少腹腔内液体聚集：经皮穿刺引流腹水和腹膜后液体聚集可明显降低腹腔压力，腹腔内积血、血肿和脓肿的穿刺引流同样重要。

（3）减少集体液体负荷：在维持循环有效灌注的条件下，限制液体，使用人工或天然胶体，使用利尿剂，纠正、减轻液体的正平衡，有助于减轻腹腔压力。

（4）增加腹壁顺应性：镇静镇痛，适当给予肌松剂，避免床头抬高 >30°。

6.2　剖腹减压手术

当 IAP>25mmHg 时通常要考虑行剖腹减压术；而当 IAP>35mmHg 时应当立即进行剖腹减压。但近年很多实践报道表明剖腹探查有很多并发症，当器官功能或全身情况进行性恶化而非手术治疗不能有效缓解 ACS 时，剖腹探查为最主要治疗手段。

记忆歌诀

腹腔间隙综合征

腹腔高压很常见，影响全身危害大。

镇静镇痛放低床，腹壁顺应性增加。

减压导泻胃动力，减少腹腔内容物。

抽腹水，限液体，优化通气肺复张。

腹压大于三十五，剖腹减压立即行。

第二十四节　急性肾损伤

【思维导图】

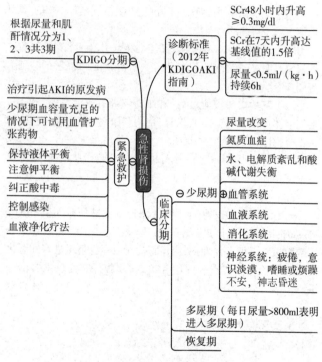

急性肾损伤思维导图

1. 定义（诊断标准）

急性肾损伤（acute kidney injury, AKI）是指由导致肾脏结构或功能变化的损伤引起的肾功能突然（48h 以内）下降，表现为血肌酐绝对值增加 ≥0.3mg/dl（≥26.4μmol/l），或者增加 ≥50%（达到基线值的 1.5 倍），或者尿量 <0.5ml/kg/h, 持续超过 6h。

当基线血肌酐 <1.5mg/dl 时,肌酐上升≥0.5mg/dl,代表了新发的 AKI;当基线血肌酐 >1.5mg/dl 但 <5.0mg/dl 时,肌酐上升≥1.0mg/dl,代表了慢性肾脏病基础上的 AKI。

2. 分期(表 3-60)

表 3-60　急性肾损伤 KDIGO 分期标准

分期	血清肌酐标准	尿量标准
1 期	绝对升高≥0.3mg/dL 或相对升高≥50%	<0.5ml/(kg·h)(时间 >6h)
2 期	相对升高 >200%~300%	<0.5ml/(kg·h)(时间 >12h)
3 期	相对升高 >300% 或在≥4.0mg/dL 基础上再急性升高≥0.5mg/dL)	少尿 <0.3ml/(kg·h)×24h 或无尿 ×12h

3. 临床分期及临床表现

3.1　少尿期或无尿期(一般 7~14 天)

(1)尿量骤减或逐渐减少,每日 <50~400ml 或无尿。

(2)进行性氮质血症:血尿素氮、血肌酐等升高,出现代谢性酸中毒。

(3)水电解质失衡:可有水过多,高钾血症、低血钠、高血镁、高血磷、低血钙等,尤其是高钾血症严重者可导致心搏骤停。

(4)心血管系统表现:高血压、急性肺水肿、心力衰竭、心律失常、心包炎等。

(5)消化系统表现:食欲明显减退、恶心、呕吐、腹胀、呃逆或腹泻等,亦可出现消化道出血、黄疸等。

(6)神经系统表现:轻型患者可无神经系统症状,部分患者早期出现疲倦、精神较差。若早期出现神志淡漠、嗜睡或烦躁不安甚至昏迷,提示病情危重,不宜拖延透析时间。

(7)血液系统表现:贫血是部分患者较早出现的症状。

3.2　多尿期

(1)每日尿量超过 800ml 即进入多尿期,每日尿量可成倍增加,可多达 2500ml。

（2）持续多尿可出现低钾血症、失水和低钠血症。

（3）AKI 1~2 期的多尿期一般较短,很快恢复正常,AKI 3 期的多尿期较长,可持续 2~3 周或更久。

3.3 恢复期

根据病因、病情轻重程度、多尿期持续时间、并发症和年龄等因素,恢复早期变异较大。

4. 紧急救护

（1）治疗引起 AKI 的原发病。

（2）少尿期血容量充足的情况下可试用血管扩张药物增加尿量,如呋塞米。

（3）保持液体平衡,一般采用"量出为入"的原则。多尿期应特别注意水、电解质平衡。

（4）注意钾平衡,防止入钾过多,如已经出现高钾,可用 10% 葡萄糖酸钙 10ml 缓慢静脉推注以拮抗钾离子对心肌及其他组织的毒性作用。25% 葡萄糖液加胰岛素缓慢静滴可促进糖原合成,使钾离子转入细胞内,重症高钾应及时透析治疗。

（5）纠正酸中毒。

（6）积极控制感染。

（7）血液净化疗法。

记忆歌诀

急性肾损伤

少尿肌酐升高快,水多钾高低血钙。
代谢失衡电解乱,氮质血症心力衰。
心律失常食欲减,贫血高压神萎靡。
少尿补液要控制,利尿纠酸抗感染。
酸碱失衡离子乱,多尿仍要控平衡。
治疗原发并发症,增强营养选胃肠。

第二十五节 甲状腺危象

【思维导图】

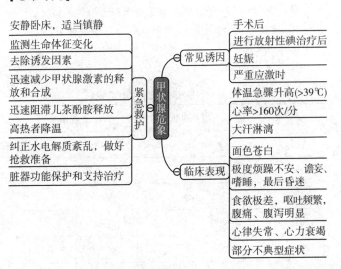

甲状腺危象思维导图

1. 定义

甲状腺危象（甲亢危象）是甲状腺功能亢进症在某些应激因素作用下,导致病情突然恶化,出现高热、烦躁不安、大汗淋漓、恶心、呕吐、心房颤动等,以致虚脱、休克、谵妄、昏迷等全身代谢机能严重紊乱,并危及患者生命安全的综合征。甲亢危象没有典型的实验室检查标志物,是严重甲状腺功能亢进时,机体代偿机制衰竭的结果。

2. 常见诱发因素

（1）手术后:由于术前甲亢没有得到有效的、满意的控制即行手术治疗,手术和麻醉的应激可导致甲状腺危象发生。

（2）进行放射性碘治疗后。

（3）妊娠期甲亢未控制好,而处于中止妊娠、分娩和产科意外时。

（4）严重的应激时,如糖尿病失去控制、创伤、急性感染、严重药物反应、心肌梗死或肺梗死、突然停用抗甲状腺药物、过度按压甲状腺、严重精神刺激等。诱发因素以感染为最常见,其次为劳累、精神创伤、外科手术、药物反应等。重症患者用 ^{131}I 治疗时也偶可诱发。

3. 临床表现（表 3-61）

表 3-61　甲状腺危象的临床表现

项目	危象前期	危象期
体温	<39℃	>39℃
心率	120~150 次 / 分	>160 次 / 分
出汗	多汗	大汗淋漓
面色	潮红	苍白
神志	烦躁、嗜睡	极度烦躁、谵妄、昏迷
消化道症状	食欲减少、恶心	呕吐、腹泻加重
心血管症状	心率增快	心律失常、心力衰竭
大便	次数增多	腹泻
体重	降至 40~45kg 以下	降至 40~45kg 以下

少数淡漠型甲状腺危象表现为神志淡漠、嗜睡、虚弱无力、反射降低、体温低、心率慢、脉压小,最后陷入昏迷而死亡,应高度警惕。

4. 紧急救护

（1）安静卧床、适当镇静。

（2）立即监测生命体征变化。

（3）去除诱因:有感染者用抗生素。

（4）迅速减少甲状腺激素的释放和合成:首选丙基硫

氧嘧啶（PTU），口服或胃管内每次注入 200~300mg，每 6h 一次。如用甲基硫氧嘧啶剂量同前。他巴唑或卡比马唑则每次 20~30mg，每 6h 一次。一般服药后 1h 开始起作用。予抗甲状腺药物治疗后 1h 内，静脉或口服大量碘溶液，以阻断激素分泌。可在 10% 葡萄糖溶液 500ml 中加碘化钠溶液 0.25g 静脉滴注，每 8~12h 一次，也可口服复方碘溶液每日 30 滴左右，并在 2 周内逐渐停用。

（5）迅速阻滞儿茶酚胺释放：用普奈洛尔 10~40mg，每 4~6h 口服一次，或静滴 0.5~1mg，用药期间要注意心脏功能，尤其是老年患者，伴哮喘者禁用。或利血平 1~2.5mg 肌注，每 4~6h 一次；或胍乙啶口服 1~2mg/（kg·d）。

（6）氢化可的松 200~500mg/d，静脉滴注，以纠正在危象时的相对肾上腺皮质机能不全，以后逐渐减少药量，以防反跳。

（7）高热患者给予物理降温，避免使用乙酰水杨酸类药物。

（8）纠正水电解质紊乱，做好各种抢救准备。

（9）支持疗法和对症治疗。

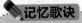

甲状腺危象

甲亢应激易危象，高热烦躁汗淋漓。
恶心呕吐心房颤，虚脱谵妄至昏迷。
安静卧床适镇静，监测降温去诱因。
脏器保护和支持，降低甲激素水平。

第二十六节　糖尿病酮症酸中毒

【思维导图】

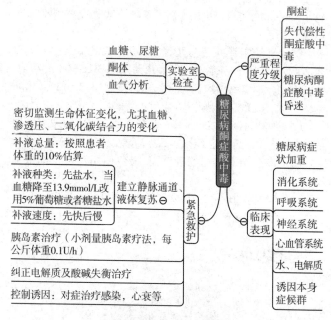

糖尿病酮症酸中毒思维导图

1. 定义

糖尿病酮症酸中毒（diabetic keto acidosis, DKA）为最常见的糖尿病急性并发症,是由于胰岛素不足和升糖激素不适当升高引起的糖、脂肪和蛋白代谢严重紊乱综合征,临床以高血糖、高血酮和代谢性酸中毒为主要表现。

2. 严重程度分级

（1）早期血酮升高称酮血症,尿酮排出增多称为尿酮症,统称为酮症。

（2）酮体中 β- 羟丁酸和乙酰乙酸为酸性代谢产物,消耗体内储备碱,初期血 pH 正常,属代偿性酮症酸中毒,晚期血 pH 下降,为失代偿性酮症酸中毒。

（3）病情进一步发展,出现神志障碍,称糖尿病酮症酸中毒昏迷,目前本症延误诊断和缺乏全面治疗而造成死亡的情况仍较为常见。

3. 临床表现（表 3-62）

表 3-62　糖尿病酮症酸中毒的临床表现

分类	临床表现
糖尿病症状加重	极度烦渴、尿多、明显脱水、极度乏力等,无明显多食
消化系统	恶心、呕吐、食欲低下,少数患者表现为全腹不固定疼痛,有时较剧烈,似外科急腹症,但无腹肌紧张和仅有轻压痛
呼吸系统	严重酸中毒时出现深大呼吸,频率不快,也无呼吸困难感,呼气有烂苹果味
神经系统	头痛、精神萎靡或烦躁、神志渐恍惚,最后嗜睡、昏迷
心血管系统	脉快,血压低或偏低
水、电解质	脱水程度不一,双眼球凹陷,皮肤弹性差,舌干程度是脱水程度估计的重要而敏感的体征
诱因本身症候	如感染、心脑血管病变的症状和体征

4. 实验室检查

（1）血糖、尿糖过高:血糖多为 16.7~33.3mmol/L,有时可达 55mmol/L 以上。

（2）酮体:血酮体 >4mmol/L,尿酮体阳性。若酮体产生过多而肾功能无障碍时,尿酮虽然阳性,但血酮并不高,临床上无酮血症。换言之,糖尿病酮症酸中毒时肾功能多数都降低。

（3）血气分析：标准碳酸氢、缓冲碱低于正常，碱剩余负值增大，阴离子隙 >16，血浆 pH<7.35。

5. 紧急救护

尽快补液以恢复血容量。纠正失水状态，降低血糖，纠正电解质及酸碱平衡失调，同时积极寻找和消除诱因，防治并发症，降低病死率。

（1）补液：对重症 DKA 尤为重要，不但有利于脱水的纠正，且有助于血糖的下降和酮体的消除。

①补液总量：一般按患者体重（kg）的 10% 估算，成人 DKA 一般失水 4~6L。

②补液种类：开始以生理盐水为主，若开始输液时血糖不是严重升高或治疗后血糖下降至 13.9mmol/L 后，应输入 5% 葡萄糖或糖盐水，以利消除酮症。

③补液速度：按先快后慢为原则。原则上前 4h 输入总失水量的 1/3~1/2，在前 12h 内输入量 4000ml 左右，达输液总量的 2/3。其余部分于 24~28h 内补足。

（2）胰岛素治疗

小剂量胰岛素疗法，输注胰岛素 0.1U/（kg·h），血中浓度可达 120μU/ml，该浓度即可对酮体生成产生最大的抑制效应，并能有效的降低血糖。用药过程中要严密监测血糖，若血糖不降或下降不明显，尤其是合并感染或原有胰岛素抵抗的患者。

（3）纠正电解质及酸碱平衡失调

一般经输液和胰岛素治疗后，酮体水平下降酸中毒可自行纠正，一般不必补碱。补碱指征为血 pH<7.1，HCO_3^-<5mmol/L。应采用等渗碳酸氢钠溶液，补碱不宜过多过快。

补钾应根据血钾和尿量：治疗前血钾低于正常，立即开始补钾，头 2~4h 通过静脉输液每小时补钾约 13~20mmol/L；血钾正常、尿量 >40ml/h，也立即开始补钾；血钾正常。尿量小于 30ml/h，暂缓补钾，待尿量增加后再开始补钾；血钾高于正常，暂缓补钾。治疗过程中定时检测血钾和尿量，调整补钾量和速度。病情恢复后仍应继续口服钾盐数天。

（4）对症治疗：针对感染、心衰、心律失常等治疗。

（5）治疗中注意事项

①治疗中胰岛素剂量较大，易造成血糖下降速度过快，导致血浆渗透压骤然降低，而细胞内尚处于高渗状态，造成细胞内、外渗透压差悬殊，引起水分子向细胞内急速扩散，造成细胞水肿，不利于细胞功能恢复。

②密切观察治疗中病情的变化，定时检测生命指标和血糖、渗透压、CO_2结合力的变化，并做到及时处理。

③患者昏迷期要加强临床护理。防止意外并发症的发生。

④根据患者全身状况与血象，适时给予抗感染治疗。

记忆歌诀

糖尿病酮症酸中毒

DKA，三大症，糖尿/酮症/酸中毒。

皮干眼凹脱水貌，烦渴多尿恶心吐。

呼吸深大烂苹果，腹痛神萎至昏迷。

血糖高过幺六七，血酮大于四点八。

快速补液降酮体，先快后慢盐为主。

胰岛素调节小剂量，密测血糖防过低。

反复调节稳中降，最好维持 8~11。

器官功能对症疗，纠酸补钾去诱因。

解释：

第四句：血糖 >16.7mmol/L，血酮体 >4.8mmol/L。

第七句：使血糖维持在 8.3~11.1mmol/L。

第二十七节 弥散性血管内凝血

【思维导图】

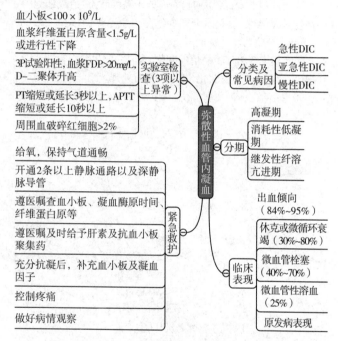

血小板<100×10^9/L

血浆纤维蛋白原含量<1.5g/L
或进行性下降

3P试验阳性，血浆FDP>20mg/L，
D-二聚体升高

PT缩短或延长3秒以上，APTT
缩短或延长10秒以上

周围血破碎红细胞>2%

给氧，保持气道通畅

开通2条以上静脉通路以及深静
脉导管

遵医嘱查血小板、凝血酶原时间、
纤维蛋白原等

遵医嘱及时给予肝素及抗血小板
聚集药

充分抗凝后，补充血小板及凝血
因子

控制疼痛

做好病情观察

实验室检查（3项以上异常）

紧急救护

弥散性血管内凝血

分类及常见病因

急性DIC
亚急性DIC
慢性DIC

分期

高凝期
消耗性低凝期
继发性纤溶亢进期

临床表现

出血倾向（84%~95%）
休克或微循环衰竭（30%~80%）
微血管栓塞（40%~70%）
微血管性溶血（25%）
原发病表现

弥散性血管内凝血思维导图

1. 定义

弥散性血管内凝血（disseminated intravascular coagulation，DIC）是一种发生在许多疾病基础上，由致病因素激活凝血及纤溶系统，导致全身微血栓形成，凝血因子大量消耗并继发纤溶亢进，引起全身出血及微循环衰竭的临床综合征。

2. DIC 的分类及常见病因（表 3-63）

表 3-63　DIC 的分类及常见病因

分类	基本特点	常见病因
急性 DIC	在几小时或 1~2 天内发生，病情凶险，进展迅速；症状明显，以休克和出血为主	败血症休克、异型输血、移植后急性排斥反应等
亚急性 DIC	在数日到几周内逐渐发生	恶性肿瘤转移、宫内死胎等
慢性 DIC	病程可达数月至数年，症状轻微，轻度出血，少见休克，以器官功能障碍为主	恶性肿瘤、胶原病、溶血性贫血等

3. 分期（表 3-64）

表 3-64　DIC 的分期

分期	病理机制	临床特点
高凝期	凝血系统被激活，血中凝血酶量增多，导致微血栓形成	血液处于高凝状态
消耗性低凝期	凝血因子和血小板因消耗而减少，继发纤维蛋白原减少，纤溶过程逐渐加强	出血
继发性纤溶亢进期	纤溶系统异常活跃，纤维蛋白降解产物形成且具有很强的抗凝作用	出血十分明显

4. 临床表现

（1）除原发病的表现外，出血倾向（可遍及全身，多见于皮肤、黏膜及内脏），约见于 84%~95% 的患者。

（2）休克或微循环衰竭（出现血压下降，肾、肺、大脑等功能不全，可与 DIC 形成恶性循环），约见于 30%~80% 的患者。

（3）微血管栓塞（皮肤发绀，深部器官功能受损）约见于 40%~70% 的患者。

（4）微血管性溶血（进行性贫血，贫血程度与出血量不成比例）约见于 25% 的患者。

（5）原发病表现。

5. 实验室检查（下列 3 项以上异常）

（1）血小板 $<100 \times 10^9$/L（肝病及白血病 $<50 \times 10^9$/L）。

（2）血浆纤维蛋白原含量 <1.5g/L 或进行性下降（恶性肿瘤 <1.8g/L，肝病 <1.0g/L）。

（3）3P 试验阳性或血浆 FDP>20mg/L，或 D– 二聚体升高或阳性。

（4）PT 缩短或延长 3s 以上，APTT 缩短或延长 10s 以上。

（5）周围血破碎红细胞 >2%。

6. 紧急救护

（1）立即给予吸氧、保持气道通畅、进行生命体征监测。

（2）迅速开通 2 条以上静脉通路以及深静脉导管，按医嘱准确给予肝素及血小板聚集抑制药，如阿司匹林、双嘧达莫、右旋糖酐等治疗。

（3）遵医嘱及时抽血查血小板、凝血酶原时间、纤维蛋白原等。

（4）充分抗凝后补充血小板及凝血因子。

（5）控制疼痛。

7. DIC 观察与护理

（1）观察并记录生命体征变化。

（2）观察全身出血情况：①皮肤出现淤血；②口腔、消化道、气道、会阴、尿道出血；③各引流管引出血性液体；④创伤与穿刺处出现渗血。

（3）观察休克和低血压的变化：体温、呼吸、血压、周围循环的情况。

（4）观察各器官栓塞症状：出现肺栓塞表现低氧血症、呼吸困难，深静脉血栓形成表现肢体肿胀、皮温增高等。同时观察肝、肾栓塞及其他器官栓塞表现。

（5）观察血常规、血凝分析、血气分析、乳酸变化，及时处理。

记忆歌诀

弥漫性血管内凝血

DIC，很严重，各种原因皆可病。

脏器出血惊人心，疼痛花斑破皮肤。

血栓溶血微血管，出血倾向易休克。

多条通道来给药，给氧畅气早止痛。

栓塞抗凝又抗聚，后期补充血小板。

第四章

护理常用评估表

1. 洼田吞咽能力评估

1.1 洼田饮水试验 患者端坐,喝下 30ml 温开水,观察所需时间和呛咳情况(表 4-1)。

表 4-1 洼田饮水试验

级别	特 征
1 级	能顺利的 1 次将水咽下
2 级	分 2 次以上,能不呛咳地咽下
3 级	能 1 次咽下,但有呛咳
4 级	分 2 次以上咽下,但有呛咳
5 级	频繁呛咳,不能全部咽下

注:正常:1 级,5s 之内
可疑:1 级,5s 以上或 2 级
异常:3~5 级

1.2 洼田吞咽能力评定法
评定条件:帮助的人,食物种类,进食方法和时间(表 4-2)。

表 4-2 洼田吞咽能力评定法

级别	特 征
1 级	任何条件下均有吞咽困难和不能吞咽
2 级	3 个条件均具备则误吸减少
3 级	具备 2 个条件则误吸减少

续表

级别	特　征
4 级	如选择适当食物，则基本上无误吸
5 级	如注意进食方法和时间基本上无误吸
6 级	吞咽正常

注：该表提出 3 种能减少误吸的条件，级别越高吞咽障碍越轻，6 级为正常

2. 日常生活活动能力评估表（Basic Activity of Daily Living，BADL）－巴氏指数（Barthel Index）（表 4-3）

表 4-3　日常生活活动能力评估表 – 巴氏指数

项目	评分标准
1. 大便	0= 失禁或昏迷 5= 偶尔失禁（每周 <1 次） 10= 能控制
2. 小便	0= 失禁或昏迷或需要人导尿 5= 偶尔失禁（每 24h<1 次，每周 >1 次） 10= 能控制
3. 修饰	0= 需帮助 5= 独立洗脸、梳头、刷牙、剃须
4. 用厕	0= 依赖别人 5= 需部分帮助 10= 自理
5. 吃饭	0= 依赖别人 5= 需部分帮助（夹菜、盛饭、切面包） 10= 全面自理
6. 转移 （床←→椅）	0= 完全依赖别人，不能坐 5= 需大量帮助（2 人），能坐 10= 需少量帮助（1 人）或指导 15= 自理

续表

项目	评分标准
7. 活动（主要指步行，即在病房及其周围）	0= 不能动 5= 在轮椅上独立行动 10= 需1人帮助步行（体力或语言指导） 15= 独立步行（可用辅助器）
8. 穿衣	0= 依赖 5= 需一半帮助 10= 自理（系开纽扣、关、开拉锁和穿鞋）
9. 上楼梯（用手杖也算独立）	0= 不能 5= 需帮助（体力或语言指导） 10= 自理
10. 洗澡	0= 依赖 5= 自理

注：0分表示ADL完全依赖，100分表示ADL正常，无需依赖

40分以下者有ADL功能重度损害，重度依赖

41~60分者有ADL功能中度损害，中度依赖

61~99分者有ADL功能轻度损害，轻度依赖

3. ICU常见镇痛、镇静、谵妄评分

（评分详见第二章第十三节）

4. 心功能分级标准（表4-4）

表4-4　心功能分级标准

级别	临床特征
Ⅰ级	患者患有心脏病但活动量不受限制，平时一般活动不引起疲乏、心悸、呼吸困难或心绞痛。
Ⅱ级	心脏病患者的体力活动受到轻度的限制，休息时无自觉症状，但平时一般活动下可出现疲乏、心悸、呼吸困难或心绞痛。
Ⅲ级	心脏病患者体力活动明显限制，小于平时一般活动即引起上述的症状。
Ⅳ级	心脏病患者不能从事任何体力活动。休息状态下也出现心衰的症状，体力活动后加重。

5. 静脉炎分级标准（表4–5）

表4–5 静脉炎分级标准

级别	临床特征
0级	无临床症状
1级	皮肤苍白，水肿范围小于2.5cm，皮温降低，有或无疼痛
2级	皮肤苍白，水肿范围2.5~15cm，皮温降低，有或无疼痛
3级	皮肤苍白，呈透明状，水肿范围大于15cm，皮温降低，轻度至中度疼痛，可能有麻木感
4级	皮肤苍白，呈透明状，皮肤紧绷并褪色，有液体渗出；皮肤青肿，水肿范围大于15cm，压迫水肿部位后组织呈凹陷状；循环系统功能下降，中度至重度疼痛。任何剂量的血制品，刺激性或腐蚀性液体的渗漏都属该级

6. 多器官功能障碍综合征（Multiple Organ Disfunction Syndrome, MODS）评分系统（表4–6）

表4–6 MODS评分系统

器官系统	评 分				
	0	1	2	3	4
呼吸（PaO_2/FiO_2，mmHg）	>300	226~300	151~225	76~150	≤75
肾脏（血清肌酐，$\mu mol/L$）	≤100	101~200	201~350	351~500	>500
肝脏（血清胆红素，$\mu mol/L$）	≤20	21~60	61~120	121~240	>240
心血管（PAR）	≤10.0	10.1~15.0	15.1~20.0	20.1~30.0	>30.0
血小板计数（$10^9/L$）	>120	81~120	51~80	21~50	≤20
Glasgow 昏迷评分	15	13~14	10~12	7~9	≤6

注：PaO_2/FiO_2的计算，无论用或不用呼吸机和用PEEP与否；血清肌酐计算，是指无血液透析的状态；PAR（Pressure–Adjusted heart rate）= 心率 ×（中心静脉压 / 平均动脉压）

7. 序贯器官衰竭评分（Sequential Organ Failure Assessment，SOFA）（表 4–7）

表 4–7 SOFA 评分

	检测项目	1	2	3	4
呼吸	PaO$_2$/FiO$_2$ mmHg	300~400	200~300	100~200	≤100
	呼吸支持（是/否）			是	是
凝血	血小板（10^9/L）	100~150	50~100	20~50	≤20
肝	胆红素 μmol/L	≤34.1	34.2~102.5	102.6~205.1	>205.2
循环	平均动脉压 mmHg	<70mmHg			
	多巴胺 μg/（kg·min）		≤5	>5	>15
	肾上腺素 μg/（kg·min）			≤0.1	>0.1
	去甲肾上腺素 μg/（kg·min）			≤0.1	>0.1
	Dobutamine（是/否）		是		
神经	GCS 评分	13~14	10~12	6~9	<6
肾脏	肌酐 μmol/L	110~170	171~299	300~440	>440
	24h 尿量 ml/24h			<500	<200

注：每日评估时采用每日最差值，分数越高，预后越差

第五章

常用特殊药物

1. 常用药物配伍禁忌表（表5-1）

表5-1　常用药物配伍禁忌表

	氨茶碱	地西泮	多巴酚丁胺	多巴胺	肾上腺素	呋塞米	肝素	胰岛素	去甲肾上腺素	利多卡因	哌替啶	咪达唑仑	吗啡	硝酸甘油	硝普盐	重碳酸盐
氨茶碱	—	N	X	C	X	C	C	X	X	C	X	N	C	C	N	C
地西泮	X	—	X	N	X	X	X	N	N	X	N	N	N	N	N	X
多巴酚丁胺	X	X	—	C	C	X	X	X	C	C	C	N	C	C	C	X
多巴胺	C	N	C	—	N	X	C	N	C	C	N	C	C	N	X	X
肾上腺素	X	X	C	N	—	N	X	C	N	X	N	X	N	N	N	N
呋塞米	C	X	X	X	N	—	C	N	C	X	N	X	N	X	C	N
肝素	C	X	X	C	C	C	—	C	C	C	C	N	X	N	N	C
胰岛素	X	N	X	N	N	N	C	—	N	N	C	N	C	N	N	N
去甲肾上腺素	X	N	C	C	N	C	C	N	—	X	N	X	N	N	N	N
利多卡因	C	N	C	C	X	X	C	N	X	—	N	N	C	X	N	N
哌替啶	X	N	C	N	N	N	C	C	N	N	—	C	X	N	N	X
咪达唑仑	X	N	N	C	N	X	N	N	N	N	C	—	X	N	N	N
吗啡	C	N	C	C	N	X	C	N	N	C	X	C	—	N	N	C
硝酸甘油	C	N	C	N	N	X	N	C	N	C	N	N	N	—	N	N
硝普盐	N	N	C	N	N	C	N	N	N	N	N	N	N	N	—	N
重碳酸盐	C	X	X	X	X	N	C	N	X	X	X	N	X	N	N	—

注：C= 相容；X= 不相容；N= 信息不充分

2. 抗心律失常药（表5-2）

表5-2　常用抗心律失常药物知识要点

药物	剂量	常见毒性	少见毒性
奎尼丁	324~648mg，每8h一次	腹泻，血小板减少，尖端扭转型室性心动过速（TDP，2%~8%）	肝炎，骨髓抑制，抑郁症，中毒
利多卡因	负荷量1~1.5mg/kg维持量1~4mg/min	—	意识模糊，言语不清，嗜睡，感觉异常，癫痫，心动过缓
普萘洛尔	负荷量1~3mg，静脉注射，10~80mg，口服，每6~8h一次	心动过缓，低血压，慢性心力衰竭，支气管痉挛	—
胺碘酮	负荷量300mg，1mg/min维持6h，之后0.5mg/min维持至少18h	心动过缓，低血压，恶心	心脏传导阻滞，肺纤维化，甲亢或甲减，角膜微沉淀，皮肤的蓝灰色脱色反应，视神经病，TDP
维拉帕米	负荷量5mg/kg维持量5~15mg/h	头痛，面色潮红，水肿	—
地高辛	负荷量5~15μg/kg初始剂量为负荷量的50%，之后每6~12h予以25%的负荷量，共2次	恶心，呕吐，室性期前收缩，二联律，三联律，室性心动过速，心室颤动，阵发性房性心动过速，结性心律，加速性交界性心动过速，窦性心动过缓，房室传导阻滞	

3. 血管活性药（表5-3）

表5-3　常用血管活性药物知识要点

药物	剂量	副反应
去甲肾上腺素	0.1~2μg/（kg·min）	心动过速,心律失常
肾上腺素	0.1~2μg/min	心动过速,心律失常
血管加压素	0.1~0.4U/min	心律失常,心脏停搏,心排血量降低,肠缺血
去氧肾上腺素	0.3μg/（kg·min）,最大剂量3μg/（kg·min）	心排血量降低,过敏反应
多巴胺	5μg/（kg·min）开始,最大剂量20μg/（kg·min）	异位搏动,心动过速,心绞痛,头痛,恶心,呕吐
多巴酚丁胺	5μg/（kg·min）始,最大剂量20μg/（kg·min）	室性期前收缩,心动过速,低血压或高血压
米力农	负荷量50μg/kg,维持量0.25~1.0μg/（kg·min）	室性期前收缩,短阵室性心动过速,低血压,头痛
硝普钠	0.5~3μg/（kg·min）最大剂量10μg/（kg·min）	恶心,呕吐,低血压,心动过速,氰化物中毒
硝酸甘油	5~20μg/min 最大剂量200μg/min	低血压,心动过速,头痛
酚妥拉明	负荷量5~10mg,维持量0.2~5mg/min	心动过速,恶心,头痛

4. 镇静药（表 5–4）

表 5–4　常用镇静药物知识要点

药物	负荷量	维持量	副反应
咪达唑仑	1mg 重复至起效,一般 0.01~0.05mg/kg	0.02~0.1mg/（kg·h）	中枢神经系统抑制,呼吸抑制,异常兴奋
地西泮	0.02~0.1mg/kg 静脉注射,每 1~4h 一次	0.03~0.1mg/（kg·h）	—
丙泊酚	5μg/（kg·min）静脉注射,>5min	0.5~4mg/（kg·h）	低血压,心动过速,高三酰甘油血症
右美托咪定	1μg/kg,>10min	0.2~0.7μg/（kg·h）	低 / 高血压,心动过缓

5. 镇痛药

5.1　常见非阿片类镇痛药使用剂量及方式（表 5–5）

表 5–5　常用非阿片类镇静药物知识要点

药物	途径	剂量（mg）	频次
布洛芬	口服	200~400	每 4~6h 一次
酮洛酸	肌内注射	起始剂量 30~60	重复 15~30mg 每 4~6h 一次
吲哚美辛（消炎痛）	口服,直肠给药	25(口服),50(直肠给药)	每 6~8h 一次
萘普生（消痛灵）	口服	250~500	每 12h 一次
对乙酰氨基酚	口服,直肠给药	500~1000	每 4~6h 一次
阿司匹林	口服,直肠给药	300~1000	每 4~6h 一次

5.2　术后镇痛泵常用药物及用药间隔（表5-6）

表5-6　术后镇痛泵常用药物及间隔给药时间

药物	剂量（mg）	用药间隔（h）
硫酸吗啡	0.2~3	5~20
盐酸哌替啶	2~30	5~15
芬太尼	0.02~0.1	3~10

6. 降糖药（表5-7）

表5-7　常用降糖药物知识要点

类型		起效时间（h）	达峰时间（h）	持续时间（h）
短效	胰岛素	0.5~0.7	1.5~4	5~8
	赖脯胰岛素	0.25	0.5~1.5	2~5
	门冬胰岛素	0.25	0.6~0.8	3~5
	赖谷胰岛素	——	0.5~1.5	1~2.5
中效	中性鱼精蛋白锌胰岛素	1~2	6~12	18~24
	长效胰岛素	1~2	6~12	18~24
长效	超长效胰岛素	4~6	16~18	20~36
	精蛋白锌胰岛素	4~6	14~20	24~36
	甘精胰岛素	2~5	5~24	18~24

7. 其他常用药物（表5-8）

表5-8　其他ICU常用药物知识要点

药物	剂量	副反应
硝苯地平	最大剂量 240mg/d	面色潮红，外周性水肿，眩晕，头痛，恶心，消化不良
肝素	预防：5000U 皮下注射，每8h一次；深静脉血栓/肺栓塞负荷量 60U/kg，维持量 12U/（kg·h）	用药过多可致自发性出血，间中可引起过敏反应及血小板减少

续表

药物	剂量	副反应
低分子肝素	1mg/kg 皮下注射,每 12h 一次	偶见轻微出血,血小板减少,过敏反应,注射部位轻度血肿和坏死
华法林	2~5mg,口服,每日 1 次	出血
利伐沙班	10~40mg,每 12h 一次	出血
甘露醇	0.25~1g/kg	充血性心力衰竭,高/低血压,水电解质失衡
呋塞米	10~40mg 静脉注射	电解质失衡,脱水,耳聋,高血糖,高尿酸,磺胺过敏患者可发生过敏反应
托拉塞米	口服/静脉注射:20mg,每日 1 次;最大剂量 200mg/d;输液:5~20mg/h	心电图异常,胸痛,神经紧张
阿替普酶（重组 tPA）	体重 >67kg:负荷量 15mg,之后 15mg 维持 30min 以上。开始肝素治疗,之后注射 35mgtPA（1h 以上）。tPA 总剂量 100mg。体重 <67kg:负荷量 5mg,之后 0.75mg/kg 维持 30min 以上,肝素负荷之后 0.5mg/kgtPA 维持 1h 以上	出血,发热
氨基己酸	负荷量:10~15mg/kg（1h 以上）维持量:6~24g/24h;24h 最大剂量 30g	心律失常,心动过缓,水肿,血栓形成,意识模糊,皮疹,粒细胞减少
氨甲环酸	创伤合并出血,静脉注射:负荷量 1000mg（10min 以上）,之后 8h 内 1000mg	低血压,腹泻,恶心,呕吐,视物模糊

续表

药物	剂量	副反应
纳洛酮	静脉注射 0.4~2mg，可每 2~3min 重复使用。根据类型、阿片类效应持续时间、阿片类药物的负荷剂量等每 20~60min 重复使用。静脉注射时，使用纳洛酮初始有效负荷量的 2/3	心动过速，高血压，疼痛，烦躁（继发于拮抗阿片类及镇痛效应），肺水肿

附 录

附录 1 ICU 常用实验室检查指标正常值范围及临床意义

检验项目	英文缩写	正常值	单位	简要临床意义
白细胞计数	WBC	3.5~9.5	$\times 10^9/L$	增高：多见于急性感染、尿毒症、严重烧伤急性出血、组织损伤、白血病等 降低：见于伤寒及副伤寒、疟疾、再生障碍性贫血、急性粒细胞缺乏症、脾功能亢进、X线放射性核素照射,使用某些抗癌药物等
中性粒细胞计数	Neut	1.8~6.3	$\times 10^9/L$	增高：见于急性化脓性感染、败血症、烧伤、大出血、急性中毒、慢性粒细胞性白血病等 降低：见于伤寒、再生障碍性贫血、药物中毒、X线照射、化疗后、粒细胞缺乏症、脾功能亢进、某些血液病、自身免疫性疾病等
中性粒细胞百分数	Neut%	40~75	%	—

检验项目	英文缩写	正常值	单位	简要临床意义
淋巴细胞数	Lymph	1.1~3.2	$\times 10^9/L$	增高:常见于百日咳、传染性单核细胞增多症、结核病、慢性淋巴细胞性白血病、传染性肝炎 降低:多见于丙种球蛋白缺乏症、X线照射和细胞免疫缺陷等
淋巴细胞百分数	Lymph%	20~50	%	—
红细胞计数	RBC	4.30~5.80(男) 3.80~5.10(女)	$\times 10^{12}/L$	增多:常见于血液浓缩,先天性心脏病、慢性肺脏疾患及慢性一氧化碳中毒,真性红细胞增多症,新生儿等 减少:见于各种贫血、白血病、妊娠期、手术后、大量失血等
血红蛋白含量	HGB	115~150(女) 130~175(男)	g/L	增高:可能见于继发性红细胞增多症 降低:再生障碍性贫血、铁利用性贫血、慢性病贫血
血小板计数	PLT	125~350	$\times 10^9/L$	增高:常见于急慢性炎症、溶血、急性大出血、骨髓增殖性疾病及癌症患者等 降低:常见于血小板生成障碍、原发性血小板减少性紫癜、脾功能亢进等

续表

检验项目	英文缩写	正常值	单位	简要临床意义
血钾	K（血）	3.5~5.5	mmol/L	增高：①经口及静脉摄入增加；②钾流入细胞外液，如严重溶血、感染烧伤、组织破坏、胰岛素缺乏；③组织缺氧，如心功能不全、呼吸障碍、休克；④尿排泄障碍，如肾衰竭、肾上腺皮质功能减退；⑤洋地黄毒苷大量服用等 降低：①经口摄入减少；②钾移入细胞内液，如碱中毒及使用胰岛素后，胰岛素分泌增加；③消化道钾丢失，如频繁呕吐腹泻；④尿钾丢失，如肾小管性酸中毒等
血钠	Na（血）	135~145	mmol/L	增高：①严重脱水，包括大量出汗、高热、烧伤、糖尿病性多尿；②肾上腺皮质功能亢进症、原发及继发性醛固酮增多症等 降低：①肾皮质功能不全，如重症肾盂肾炎、糖尿病；②胃肠道引流、呕吐及腹泻；③抗利尿激素过多等
血氯	Cl（血）	96~106	mmol/L	增高：见于高钠血症、呼吸性碱中毒、高渗性脱水、肾炎少尿及尿道梗阻等 降低：见于低钠血症，严重呕吐、腹泻、胃液、胰液、胆汁液大量丢失，肾功能减退及艾迪生病等

续表

检验项目	英文缩写	正常值	单位	简要临床意义
血钙	Ca（血）	2.08~2.6	mmol/L	增高:见于骨肿瘤、甲状腺功能亢进症、急性骨萎缩、肾上腺皮质功能减退症及维生素D摄入过量等 降低:常见于维生素D缺乏、佝偻病、软骨病、小儿手足抽搐症、老年骨质疏松症、甲状旁腺功能减退症、慢性肾炎、尿毒症、低钙饮食及吸收不良等
血磷	P（血）	0.87~1.45	mmol/L	增高:见于甲状旁腺功能减退症、慢性肾炎、尿毒症、骨髓瘤及骨折愈合期等 降低:见于甲状腺功能亢进症、代谢性酸中毒、佝偻病、软骨病、肾小管病变、长期腹泻及吸收不良等
血镁	Mg	0.8~1.2	mmol/L	增高:见于急慢性肾功能不全、甲状腺功能低下、严重脱水及糖尿病昏迷等 降低:见于甲状腺功能亢进症、长期腹泻、呕吐、糖尿病酸中毒、原发性醛固酮增多症等
血清铁	Fe	11.4~28.5	μmol/L	增高:见于再生障碍性贫血、溶血性贫血、巨幼细胞性贫血、急性肝炎、维生素 B_6 缺乏症等 降低:见于缺铁性贫血、肝硬化、长期失血、铁吸收障碍等

续表

检验项目	英文缩写	正常值	单位	简要临床意义
丙氨酸氨基转移酶	ALT	7~40（女）9~50（男）	U/L	增高：常见于急慢性肝炎、药物性或酒精中毒引起的肝损伤、脂肪肝、肝硬化、心肌梗死、心肌炎、胆道疾病等
天冬氨基酸基转移酶	AST	7~40（女）9~50（男）	U/L	增高：常见于心肌梗死、急慢性肝炎、中毒性肝炎、心功能不全、胸膜炎、皮肌炎等
总胆红素	TBiL	2~21	μmol/L	增高：原发性胆汁性肝硬化、急性黄疸型肝炎、中毒性肝炎、病毒性肝炎、肝硬化、溶血性黄疸、新生儿黄疸、胆石症等
结合胆红素	CBiL	0~7.0	μmol/L	增高：常见于阻塞性黄疸、肝实质性黄疸、肝癌、胰头癌、胆石症等
未结合胆红素	UBiL	0~19	μmol/L	增高：见于溶血性黄疸、肝细胞性黄疸、血型不符的输血反应等
总蛋白	TP	65~85	g/L	增高：常见于高度脱水症（如腹泻、呕吐、休克、高热）及多发性骨髓瘤等降低：常见于恶性肿瘤、重症结核、营养及吸收障碍、肝硬化、肾病综合征、烧伤、失血等

续表

检验项目	英文缩写	正常值	单位	简要临床意义
白蛋白	ALB	40~55	g/L	增高:常见于严重失水而导致血浆浓缩,使白蛋白浓度上升 降低:基本与总蛋白相同,特别是肝脏、肾脏疾病更为明显
碱性磷酸酶	ALP	40~150	U/L	增高:常见于肝癌、肝硬化、阻塞性黄疸、急慢性黄疸型肝炎、骨细胞瘤、骨折,亦可因妊娠、骨生长、脂肪餐后等原因出现生理性增高等
L-γ-谷氨酰转移酶	GGT	7~45(女) 10~60(男)	U/L	增高:常见于肝外胆管梗阻、原发性或转移性肝癌、肝内胆汁淤积、急性肝炎、慢性肝炎活动期、肝硬化、急性胰腺炎等
总胆汁酸	TBA	<10	μmol/L	增高:常见于急慢性肝炎、肝硬化、原发性肝癌、阻塞性黄疸及药物、酒精引起肝损害等
血肌酐	Cr	44~84(女) 59~104(男)	μmol/L	增高:见于严重肾功能不全、各种肾功能障碍、肢端肥大症等 降低:见于肌肉量减少(如营养不良,高龄者)、多尿、贫血、白血病、尿崩症、妊娠等
血尿酸	UA	155~357(女) 208~428(男)	μmol/L	增高:见于痛风、子痫、白血病、红细胞增多症、多发性骨髓瘤、急慢性肾炎、肾结核、药物中毒等 降低:见于遗传性黄嘌呤尿症

续表

检验项目	英文缩写	正常值	单位	简要临床意义
内生肌酐清除率	Ccr	75~115（女） 85~125（男）	ml/min	Ccr 能较早地反映肾小球功能的损害程度 增高：早期糖尿病、贫血等 降低：见于肾功能不全、肾衰、脱水、充血性心衰、休克等。轻度损害：70~51ml/min，中度损害：50~31ml/min，重度损害：低于 30ml/min
肌酐（尿）	UCr	6.3~13.4（女） 8.6~19.4（男）	mmol/24h	增高：见于破伤风、伤寒、消耗性疾病、甲减 降低：见于肾功能不全、白血病、肌萎缩、甲亢
尿素氮	BUN	3.2~7.1	mmol/L	增高：常见于高蛋白饮食、糖尿病、重症肝病、高热、轻度肾功能低下、高血压、痛风、多发性骨髓瘤、尿路闭塞、术后无尿、尿毒症前期、肝硬化、严重肾衰竭、尿毒症等
总胆固醇	TC	3.38~5.20	mmol/L	意义：①高脂蛋白血症与异常脂蛋白血症的诊断及分类；②心脑血管病的危险因素的判断；③TC 增高或过低可以是原发的营养因素或继发于某些疾病，如甲状腺病、肾病等
高密度脂蛋白胆固醇	HDL–C	>1.1	mmol/L	降低：见于脑血管病、冠心病、动脉粥样硬化、高三酰甘油血症，严重疾病或手术后等

检验项目	英文缩写	正常值	单位	简要临床意义
低密度脂蛋白胆固醇	LDL–C	0~3.37	mmol/L	增高：高脂血症、动脉粥样硬化、遗传因素等
血氨	NH$_3$	11~60	μmol/L	增高：见于肝性脑病、肝衰竭、休克、肝坏死等 标本采样后需立即送检，否则影响结果准确性
血淀粉酶	AMY（血）	30~110	U/L	增高：见于急慢性胰腺炎、胰腺癌、胆道疾病、胃穿孔、肠梗阻、腮腺炎、唾液腺炎等 降低：见于肝脏疾病，如肝癌、肝硬化、肾功能障碍等
血脂肪酶	Lipase	23~300	U/L	临床意义同淀粉酶
血糖	GLU	3.9~6.1	mmol/L	增高：某些生理因素（情绪紧张，饭后1~2h）及注射肾上腺素后，病理性增高见于各种糖尿病、慢性胰腺炎、心肌梗死、甲状腺功能亢进症、垂体前叶嗜酸性细胞腺瘤、颅内出血、颅外伤等
糖化血红蛋白	HbA1c	3.0~6.0	%	意义：主要作为糖尿病患者长期血糖控制的评价指标，反映测定前1~2个月的血糖控制水平

续表

检验项目	英文缩写	正常值	单位	简要临床意义
β–羟丁酸	β–HB	0.03~0.3	mmol/L	增高：酮症酸中毒、妊娠呕吐、严重腹泻、呕吐、饥饿、禁食过久、急性酒精中毒、急性胰腺炎、乳酸性酸中毒、肾衰竭、水杨酸中毒
蛋白（脑脊液）	TP（脑脊液）	0.20~0.45	g/L	增高：见于感染性脑膜炎、脑脓肿、脊髓痨、脑血栓、脊髓灰质炎、流行性脑炎、蛛网膜下腔出血、脑瘤出血及脑外伤等 降低：见于甲状腺功能亢进症及良性颅内压增高症
葡萄糖（脑脊液）	GLU（脑脊液）	2.5~4.5	mmol/L	增高：见于脑出血、病毒性脑炎、乙型脑炎、脊髓灰质炎、脑水肿及糖尿病等 降低：见于化脓性脑膜炎、结核性脑膜炎、脑脓肿、流行性脑脊髓炎等
氯（脑脊液）	Cl（脑脊液）	120~132	mmol/L	增高：见于尿毒症、呼吸性碱中毒 降低：见于结核性脑膜炎、化脓性脑膜炎、真菌性脑膜炎、脑出血等
肌钙蛋白–I	Tn–I	<0.05	ng/ml	意义：诊断心肌损伤、心肌梗死的灵敏指标，是判断不稳定性心绞痛患者预后的一个重要指标。发病后 3~6h 升高，14~36h 达峰值，可持续 4~10 天

续表

检验项目	英文缩写	正常值	单位	简要临床意义
肌钙蛋白-T	Tn-T	<0.15	ng/ml	意义：同 Tn-I
肌酸激酶	CK	26~174	U/L	增高：心肌梗死4~6h开始升高，18~36h可达正常值的20~30倍，为最高峰，3~4天恢复正常；另外，病毒性心肌炎、皮肌炎、肌肉损伤、肌营养不良、心包炎、脑血管意外及心脏手术等都可以使CK增高
肌酸激酶同工酶	CK-MB	0~24	U/L	意义：诊断心肌梗死的重要指标，在急性心肌梗死4h开始上升，24h达到峰值，48h后恢复正常；若先下降再上升提示有心梗复发的可能
乳酸脱氢酶	LDH	109~245	U/L	增高：急性心肌梗死发作后8~10h开始升高，2~3天可达高峰，1~2周恢复正常。另外，肝脏疾病、恶性肿瘤、肺栓塞、肾病综合征等可引起LDH增高
乳酸	LACT	0.44~1.78	mmol/L	增高：见于缺氧、酸中毒、休克、严重贫血、肺功能不全、肌肉痉挛、糖尿病、剧烈运动

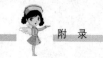

续表

检验项目	英文缩写	正常值	单位	简要临床意义
乙肝病毒表面抗原	HBsAg	阴性		意义:感染乙肝病毒指标
乙肝两对半	HBsAg	阴性		阳性:乙肝病毒感染
	HBsAb	阴性或阳性		阳性:接种乙肝疫苗或自然感染后产生免疫力
	HBeAg	阴性		意义:判断乙肝病毒感染及其恢复情况
	HbeAb	阴性		
	HbcAb	阴性		阳性:见于乙肝慢性期或既往感染
甲肝病毒抗体IgM	HAV–IgM	阴性		阳性:近期甲肝病毒感染、2~3周达高峰、3~6个月后消失
血液酸碱度	pH	7.35~7.45		增高:碱中毒;降低:酸中毒;危急值为6.8和7.8
二氧化碳分压	PCO$_2$	35~45	mmHg	增高:呼吸性酸中毒,危急值≥80mmHg 降低:呼吸性碱中毒,危急值≤10mmHg
氧分压	PO$_2$	80~100	mmHg	增高:氧疗过度 降低:肺通气和换气功能障碍

续表

检验项目	英文缩写	正常值	单位	简要临床意义
D-二聚体	D-Dimer	0~500	μg/L	阳性或增高:各种血栓、DIC 等
活化部分凝血活酶时间	APTT	男 37.0±3.3 女 37.5±2.8	s	延长:血友病、凝血因子缺乏、DIC 晚期、血液循环中有肝素或狼疮样抗凝物存在,血液中存在 FⅧ或 FⅨ抗体等 缩短:DIC 高凝期、血栓性疾病、血小板增多等
血浆凝血酶原时间	PT	11~15	s	意义:基本等同活化部分凝血活酶时间
纤维蛋白原	FBg	2.0~4.0	g/L	增高:感染、灼伤、动脉粥样硬化、心肌梗死、自身免疫性疾病、多发性骨髓瘤、糖尿病、妊娠高血压综合征、败血症、某些恶性肿瘤、急性肾炎尿毒症等 减低:DIC、原发性纤溶亢进、重症肝炎、肝硬化、溶栓治疗等
血小板黏附试验	PAdT	20~40	%	意义:判断血小板功能

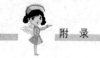

检验项目	英文缩写	正常值	单位	简要临床意义
血小板聚集试验	PAgT	25~55	%	意义:判断血小板功能
血渗透压	血 OSM	280~310	mOsm/(kg·H$_2$O)	意义:反映血中溶质分子及离子总数
尿渗透压	尿 OSM	600~1000	mOsm/(kg·H$_2$O)	意义:可用于远曲小管的浓缩稀释症等疾病的诊断及鉴别诊断
血皮质醇	COR	118.6~618.0(7~9AM)	n mol/L	意义:测定肾上腺皮质功能
甲状旁腺激素	PTH	11.1~79.5	pg/ml	意义:测定甲状旁腺功能,诊断骨质疏松
降钙素	CT	<50	ng/L	意义:骨质疏松诊断
降钙素原检测	PCT	<0.5	ng/ml	意义:反映全身炎症反应的活跃程度,影响因素包括被感染器官的大小和类型、细菌的种类、炎症的程度和免疫反应的状况;升高常见于严重休克、全身性炎症反应综合征(SIRS)和多器官功能障碍综合征(MODS)

续表

检验项目	英文缩写	正常值	单位	简要临床意义
C反应蛋白	CRP	0~6.0	mg/L	增高：急性或慢性炎症伴有细菌感染、自身免疫或免疫复合物病、组织坏死、恶性肿瘤；高水平见于革兰氏阴性菌、阳性菌和寄生虫中度反应

附录2　微量泵常用药物的配制方法

药物配制计算公式：

$$\frac{\text{维持剂量}}{\mu g/(kg \cdot min)} = \frac{\text{溶质}(mg) \times \text{速度}(ml/h) \times 1000}{\text{溶剂}(ml) \times \text{体重}(kg) \times 60min}$$

举例：患者体重50kg，医嘱：去甲肾上腺素注射液15mg加入5%葡萄糖溶液42.5ml中，即 $1\mu g/(kg \cdot min)=10ml/h$

药品名称	规格	配制方法	常用剂量
硝酸甘油	5mg/ml	5mg+0.9%氯化钠注射液49ml	从5μg/min开始，极量200μg/min
多巴胺	20mg/2ml	［体重(kg)×3］(mg)加0.9%氯化钠注射液至50ml泵入，1ml/h相当于 $1\mu g/(kg \cdot min)$	$5\mu g/(kg \cdot min)$ 开始，极量 $20\mu g/(kg \cdot min)$
多巴酚丁胺	20mg/2ml	［体重(kg)×3］(mg)加0.9%氯化钠注射液至50ml泵入，1ml/h相当于 $1\mu g/(kg \cdot min)$	$5\mu g/(kg \cdot min)$ 开始，极量 $20\mu g/(kg \cdot min)$

药品名称	规格	配制方法	常用剂量
硝普钠	50mg/支（粉剂）	50mg+5%葡萄糖注射液50ml，避光使用，每12h更换一组	50kg：1μg/（kg·min）=3ml/h 60~70kg：1μg/（kg·min）=4ml/h 用量：从0.5μg/（kg·min）开始 极量：10μg/（kg·min）
乌拉地尔（亚宁定）	50mg/10ml	250mg原液静脉泵入	从1.2ml/h（100μg/min）开始，可逐渐加量到400μg/min
乌拉地尔（利喜定）	50mg/10ml	100mg+0.9%氯化钠注射液30ml	0.1mg/min=3ml/h 初起量：0.2mg/min=6ml/h 维持量：0.15mg/min=4.5ml/h
肾上腺素	1mg/1ml	1mg+0.9%氯化钠注射液49ml	1μg/min=3ml/h 起始量：1μg/min
去甲肾上腺素	2mg/1ml	［体重（kg）×0.3］（mg）+5%葡萄糖注射液至50ml泵入，1ml/h相当于0.1μg/（kg·min）	起始量为0.1μg/（kg·min） 极量2.0μg/（kg·min）
丙戊酸钠（德巴金）	0.4g（粉剂）	0.4g+0.9%氯化钠注射液250ml	1ml/h=1.6mg/h
尼莫地平（尼膜同）	10mg/50ml	1支	10mg/24h
地西泮（安定）	10mg/2ml	250mg静脉泵入	1~2ml/h（5~10mg/h）

续表

药品名称	规格	配制方法	常用剂量
丙泊酚（静安）	200mg/20ml 500mg/50ml	2支（40ml）或1支（50ml）	首剂 20~40mg，维持 0.3~4mg/（kg·h）
吗啡	10mg/1ml	50mg+0.9% 氯化钠注射液 45ml	1~6ml/h（1~6mg/h）
冬眠I号	哌替啶 100mg/2ml，氯丙嗪 50mg/2ml，异丙嗪 50mg/2ml	哌替啶、氯丙嗪、异丙嗪 +0.9% 氯化钠注射液 44ml	1ml/h=4mg/h
胰岛素	400U/10ml	40U+0.9% 氯化钠注射液 40ml	0.4~12U/h
肝素	12500U/2ml	1 支 +0.9% 氯化钠注射液 48ml	3~4ml/h（相 当 于 750~1000U/h）
奥曲肽（善宁）	0.1mg/1ml	0.3mg+0.9% 氯化钠注射液 47ml	1ml/h=6μg/h 维持量 25~50μg/h
奥美拉唑（洛赛克）	40mg（粉剂）	1 支 +0.9% 氯化钠注射液 40ml	1mg/h=1ml/h 维持量 8mg/h
垂体后叶素	6U/1ml	24U+0.9% 氯化钠 46ml	1ml/h=0.48U/h 维持量 0.2~0.4U/h
咪达唑仑	5mg/1ml	30mg+0.9% 氯化钠 24ml	1ml/h=1mg/h 维持量 2~5mg/h
氯胺酮	100mg/2ml	原液泵入	首剂 0.5~2mg/ 次，维持 1~2mg/（kg·h），用药前后可用地西泮

续表

药品名称	规格	配制方法	常用剂量
阿拉明	10mg/1ml	100mg+0.9%氯化钠注射液40ml	6~12ml/h（0.2~0.4mg/min）
异丙肾上腺素	1mg/2ml	1mg+5%葡萄糖注射液48ml	50kg：7.5ml/h=0.05μg/（kg·min） 60kg：9ml/h=0.05μg/（kg·min） 70kg：10.5ml/h=0.05μg/（kg·min） 用量0.05~0.3μg/（kg·min）
酚妥拉明	10mg/2ml	50mg+0.9%氯化钠注射液40ml	0.2~2mg/min
利多卡因	200mg/10ml	1000mg 静脉泵入	3~12ml/h（1~4mg/min）
氨茶碱	0.5g/2ml	0.25g+0.9%氯化钠注射液49ml 静脉泵入	4ml/h（24h 总量不超过1g）
胺碘酮	150mg/3ml	0.3g+5%葡萄糖注射液44ml	1ml/h=0.1mg/h 首剂150~300mg 静脉推注 维持量 2~5mg/h
阿托品	1mg/1ml	1mg+5%葡萄糖注射液49ml	1μg/min=3ml/h
盐酸右美托咪定	200μg/2ml	200μg+0.9%氯化钠注射液48ml	1ml/h=4μg/h
枸橼酸芬太尼注射液	0.5mg/10ml	0.5mg+0.9%氯化钠注射液40ml	1μg/min=6ml/h

续表

药品名称	规格	配制方法	常用剂量
泮托拉唑（潘妥洛克）	40mg/支（粉剂）	40mg+0.9% 氯化钠注射液 40ml	1mg/h=1ml/h 维持量 8mg/h
埃索美拉唑镁	40mg/支（粉剂）	40mg+0.9% 氯化钠注射液 40ml	1mg/h=1ml/h 维持量 8mg/h

附录3　皮试药物配制一览表

药物	配制步骤
青霉素	青霉素 80 万 U+4mlNS 摇匀→ 20 万 U/ml 取 0.1ml+NS 至 1ml 摇匀→ 2 万 U/ml 取 0.1ml+NS 至 1ml 摇匀→ 2000U/ml 取 0.25ml+NS 至 1ml 摇匀→ 500U/ml
链霉素	链霉素 100 万 U+NS4ml 摇匀→ 25 万 U/ml 取 0.1ml+NS 至 1ml 摇匀→ 2.5 万 U/ml 取 0.1ml+NS 至 1ml 摇匀→ 2500U/ml 取 0.1ml+NS 至 1ml 摇匀→ 250U/ml
氨苄青霉素	氨苄霉素 1g（100 万 U）+4mlNS 摇匀→ 25 万 U/ml 取 0.1ml+NS 至 1ml 摇匀→ 2.5 万 U/ml 取 0.1ml+NS 至 1ml 摇匀→ 2500U/ml 取 0.2ml+NS 至 1ml 摇匀→ 500U/ml 注意事项：每周一次，用 >7# 针头肌注
注射用亚胺培南西司他丁钠	泰能 1g+4mlNS 摇匀→ 250mg/ml 取 0.1ml+NS 至 1ml 摇匀→ 25mg/ml 取 0.1ml+NS 至 1ml 摇匀→ 2.5mg/ml 取 0.2ml+NS 至 1ml 摇匀→ 0.5mg/ml

续表

药物	配制步骤
注射用哌拉西林钠他唑巴坦钠	特治星 4.5g+18mlNS 摇匀→ 250mg/ml 取 0.1ml+NS 至 1ml 摇匀→ 25mg/ml 取 0.1ml+NS 至 1ml 摇匀→ 2.5mg/ml 取 0.2ml+NS 至 1ml 摇匀→ 0.5mg/ml
注射用哌拉西林钠舒巴坦钠	新特灭 1.5g+6mlNS 摇匀→ 250mg/ml 取 0.1ml+NS 至 1ml 摇匀→ 25mg/ml 取 0.1ml+NS 至 1ml 摇匀→ 2.5mg/ml 取 0.2ml+NS 至 1ml 摇匀→ 0.5mg/ml
破伤风注射液	取 1 支 1500IU 为 0.75ml 取 0.05ml 为 100U+NS 至 1ml 摇匀→ 100U 皮试 0.1ml 为 10u 结果：30min 评估，硬结 >1.5cm，红晕 >4cm，有伪足，痒感为阳性
破伤风注射液脱敏法	原余液 0.2ml+NS1.8ml 至 2ml（10 倍稀释的抗毒素） 第一次　取 0.2ml h 第二次　取 0.4ml h 第三次　取 0.8ml h 第四次　取剩余未稀释原液 0.5ml h/im 每次间隔时间为 30min
PPD 试验方法	取原液 0.1ml 在前臂屈侧作皮内注射，注射后 48~72h，测皮肤硬结直径 （皮肤硬结最长直径 + 最短直径）÷ 2 结果：用红笔记录

附录 4　多功能心电监护仪常用专业术语
（以 Agilent 全功能监护系统为例）

	英文术语	中文术语
ECG 模块	ECG	心电图
	HR	心率
	RESP	呼吸
	Adjust Size	调整大小
	Autoadjust	自动调整
	Filter/Mon/Diag	滤波 / 监护 / 诊断
	LEADS OFF	导联脱落
	ECG/RESP UN PLUGGED	心电图 / 呼吸模块未插入
	ECG EQUIP MALF	心电图仪器故障
	***ASYSTOLE	心搏停止
	***VENT FIB	心室颤动
	***BRADY	心动过缓
	**HR 160>150	心率超过报警上限
	**HR 50<60	心率低于报警下限
	Af	房颤
	PVC	室性早搏
	VT	室速
	BRD	心动过缓

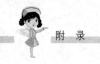

续表

	英文术语	中文术语
ECG 模块	MULTIFORM PVCs	多源性室速
	**STx-1.2<-1.0	ST 低于报警下限
	**STx 1.3>1.0	ST 超过报警上限
	CANNOT ANALYZE STx	不能分析 ST 段
	STx OVERRANGE	STx 超范围
	***APNEA	窒息
	RESP ERRATIC	呼吸不规则
	**RESP 25>20	呼吸频率超过报警上限
	**RESP 6<8	呼吸频率低于报警下限
NBP 模块	NBP	无创血压
	Stat NBP	快速测量血压
	Stop NBP	停止测量血压
	**NBP 160>150	无创血压超过报警上限
	**NBP 90<120	无创血压低于报警下限
	CUFF NOT DEFLATED	袖带未放气
	NBP CUFF OVERPRESS	无创血压袖带过压
	NBP INTERRUPTED	无创血压中断
	NBP MEASURE FAILED	无创血压测量失败
	NBP INCORRECT CUFF	无创血压袖带不正确
SpO$_2$/PLETH 模块	SpO$_2$	血氧饱和度
	PLETH	容积描记

	英文术语	中文术语
SpO₂/PLETH 模块	**SpO₂ 85<90	SpO₂ 低于报警下限
	**SpO₂ 98>95	SpO₂ 高于报警上限
	SpO₂ NON–PULSATILE	SpO₂ 无脉动
	SpO₂ LIGHT INTERF	SpO₂ 光线干扰
	SpO₂ ERRATIC	SpO₂ 反复无常
	***DESAT 70<80	SpO₂ 值低于稀释报警极限
	**PULSE 120>100	脉搏高于报警上限
	**PULSE 80<100	脉搏低于报警下限
温度模块	TEMP	温度
	Tskin	皮肤温度
	Tcore	中心温度
	Trect	直肠温度
	Tnaso	鼻咽部温度
	Tesop	食道温度
	Tart	动脉温度
	Tven	静脉温度
	Tblood	血温
	**<T1>35<36	温度低于报警下限
	**<T1>39>38	温度高于报警上限
	<T1>OVERRANGE	温度超出测量范围 <1℃或 >45℃

续表

	英文术语	中文术语
CO_2 模块	CO_2	二氧化碳
	ET CO_2	呼气末二氧化碳
	CAL	校准
	**ETCO$_2$ 25<30	ETCO$_2$ 低于报警下限
	**ETCO$_2$ 55>50	ETCO$_2$ 高于报警上限
	CO_2 FAILED CAL	CO_2 校准失败
	CO_2 SENSOR WARM UP	CO_2 传感器预热
	CO_2 OCCLUSION	CO_2 阻塞
	CO_2 LOW FLOW	CO_2 低流量
	CO_2 SIDESTRM MALF	CO_2 旁流故障
压力模块	***<P1>Disconnect	压力监测断开
	**<P1>90<100	压力低于报警下限
	**<P1>185>180	压力高于报警上限
	<P1>NO TRANSDUC	无传感器与模块连接
	<P1>EQUIP MALF	压力硬件故障
	<P1>OVERRANGE	超过范围
	<P1>ARTIFACT	<P1> 伪差
心 输 出 量模块	Tblood NO TRANSDUC	血温无传感器
	C.O.EQUIP MALF	C.O. 硬件发生故障
	CCO NOT SUPPORTED	不支持 CCO

续表

	英文术语	中文术语
心 输 出 量 模块	CCO NO ABP	CCO 无 ABP
	CCO ABP INVALID	CCO ABP 无效
	CCO NO CAL	CCO 未校准
	CCO BAD PRESS SIGN	CCO 不良压力信号
	CCO CHECK CAL	CCO 检查校准
	Tblood OVERRANGE	血温超出范围
	CCO PULSE OVERRANG	CCO 脉冲超出范围
	CCO OVERRANG	CCO 超出范围
BIS 模块	BIS MODULE MALFUNC	BIS 模块故障
	BIS ENGINE DISCONN	BIS 引擎脱开
	BIS ENGINE INCOMPAT	BIS 引擎不兼容
	BIS ENGINE MALFUNC	BIS 引擎故障
	BIS DSC DISCONN	BIS DSC 脱开
	BIS SENSOR DISCONN	BIS 传感器脱开
	BIS SENSOR INCOMP	BIS 传感器不兼容
	BIS SQI<15%	BIS 信号品质指数 <15%
	BIS IMPEDANCE CHCK	BIS 阻抗检查
	BIS LEAD OFF	BIS 导联脱落
	BIS HIGH IMPEDANCE	BIS 高阻抗
	BIS ISOELECTRC EEG	BIS 等电位脑电图

附录5 呼吸机常用专业术语

英文术语	中文术语
Alarm indicator	报警显示
Apnea	呼吸暂停
Bacterial filter	细菌滤过器
Exhalation time	呼出时间
Exhalation valve	呼出阀
Expired minute volume	呼气分钟通气量
Flow rate	流速
Flow transducer	流量传感器
Flow trigger	流量触发（器）
mixer	混合器
nebulizer	雾化器（装置）
Oxygen percent control	氧浓度调节（控制）
Oxygen sensor	氧传感器
Peak flow dial	峰流设定
Peak hold switch	峰压保持键
plateau	平台
Power supply	电源

附录6 血液透析常用专业术语

英文术语	中文术语
SCUF	缓慢持续超滤
CVVH	持续静脉 – 静脉间血液滤过
CVVHD/CVVHDF	持续静脉 – 静脉间血液透析 / 高通量透析

续表

英文术语	中文术语
HF	血液滤过
HD/HDF	血液透析 / 高通量透析
PEX	血浆置换
PAP	血浆吸附 / 灌注
Air in the blood return line	血液回路有空气
PV upper limit	静脉压高限
PV lower limit	静脉压低限
PA upper limit	动脉压高限
PA lower limit	动脉压低限
PBE upper limit	滤前压高限
PBE lower limit	滤前压低限
PFD upper limit	滤器压降高限
Blood pump cover open	血泵门打开
Long time blood pump stop	长时停血泵
High removable ratio of blood	高超滤血流比
Cycle time is over	治疗循环时间结束
Blood leak sensor failure	漏血传感器缺陷
Blood leakage (prebable filter damage)	漏血 (可能滤器破)
Air in solution line : bag (s) empty	补液管路有空气 ; 补液袋空
Air detector failure	补液空气检测器失败
PD1 upper limit	PD1 高限
PD1 lower limit	PD1 低限
PD2 upper limit	PD2 高限
PD2 lower limit	PD2 低限
TMP upper limit	跨膜压高限

续表

英文术语	中文术语
High temperature of solution	液体温度高
Temperature too low	温度太低
Cylical weight preamphilier test failed	周期的重量自检失败
Bag movement	袋子移动
Bag is moving	袋子在晃动
Weighing system overload	秤过载
Weighing system empty	秤空载
Uncxpected weight change	意料之外的重量改变
More UF removal	超滤太多
Less UF removal	超滤太少
UF pump cover open	超滤泵门打开
Solution pump cover open	补液泵门打开
Safety 12V failed	安全系统 12V 电源失败
24V failed	24V 电源失败

附录 7　输液泵常见报警

英文术语	中文术语
Air in line	空气报警
Occlusion	阻塞
Drop alarine	小壶报警
Door open	泵门报警
Infusion complete/Empty	输液完成报警
Low battery	低电量报警

附录 8　常用单位缩写

名称	单位	名称	单位
千帕	kPa	卡热化学	cal$_{th}$
豪巴	mbar	达因	dyn
毫米汞柱	mmHg（torr）	毫克当量	mEq
厘米水柱	cmH$_2$O	磅/英寸^2	lb/in^2
大气压	Atm		

附录 9　常用压力单位换算

kPa	mbar	mmHg	cmH$_2$O	lb/in^2（psi）
1	0	7.5	10.2	14.5×10^{-2}
0.1	1	0.75	1.02	1.45×10^{-2}
0.133	1.33	1	1.36	1.93×10^{-2}
0.098	0.98	0.735	1	1.42×10^{-2}
6.895	68.45	51.7	70.3	1
101.33	1013.3	760	1033.6	14.7

主要参考文献

［1］徐丽华,钱培芬. 重症护理学. 北京:人民卫生出版社, 2015.

［2］于凯江,管向东,严静. 中国重症医学专科资质培训教材. 2 版. 北京:人民卫生出版社,2016.

［3］刘大为. 实用重症医学. 北京:人民卫生出版社,2010.

［4］成守珍. ICU 临床护理思维与实践. 北京:人民卫生出版社,2012.

［5］王春亭,王可富. 现代重症抢救技术. 北京:人民卫生出版社,2007.

［6］吴巧媚,郑静霞. 中西医结合危重症护理 60 例案例解析. 北京:人民卫生出版社,2016.

［7］Gyorgy Frendl,Richard DU. ICU 速查手册. 邱海波,杨毅,等译. 北京:科学出版社,2015.

［8］贾灵芝. 实用 ICU 护理手册. 北京:化学工业出版社, 2016.

［9］孔祥萍.ICU 护士一本通. 2 版. 北京:化学工业出版社, 2014.

［10］Marilynn Jackson,lee Jackson. 临床护理速查. 吴欣娟,张晓静,等译. 北京:化学工业出版社,2010.

［11］庄俊华,王建兵. 临床检验掌中宝. 2 版. 广东:广东科技出版社,2014.

［12］席淑华,彭飞,王世英. 急危重症护理查房. 2 版. 上海:上海科学技术出版社,2016.

［13］陈香美. 血液净化标准操作规程(2010 版). 北京:人民军医出版社,2010.

［14］王维治,王化冰. 临床神经病学. 8 版. 北京:人民卫

生出版社,2015.

［15］郭爱敏,周兰姝.成人护理学.2版.北京:人民卫生出版社,2013.

［16］王海杰.临床局部解剖学.2版.北京:人民卫生出版社,2016.

［17］王彩云,贾金秀.神经外科临床护理思维与实践.北京:人民卫生出版社,2013.

［18］芮德源,朱雨岚,陈立杰.临床神经解剖学.2版.北京:人民卫生出版社,2015.

［19］中国医师协会内分泌代谢科医师分会,中国住院患者血糖管理专家组.中国住院患者血糖管理专家共识.中华内分泌代谢杂志,2017,33（1）:1-10.

［20］中华医学会消化内镜分会清洗与消毒学组.中国消化内镜清洗消毒专家共识意见.中华消化内镜杂志,2014,31（11）:617-624.

［21］翻译 马坚,审校胡必杰.导管相关性血流感染的预防控制指南2011年版本.中华医院感染学杂志,2011,21（12）:2648-2671.

［22］陈胜龙,陈纯波.美国《急重症医院呼吸机相关性肺炎预防策略（2014版）》解读.中国实用内科杂志,2015,35（7）:591-595.

［23］中华医学会呼吸病学分会呼吸治疗学组.人工气道气囊的管理专家共识.中华结核和呼吸杂志,2014,37（11）:816-820.

［24］中华医学会外科学分会胰腺外科学组.急性胰腺炎诊治指南（2014）.中国实用外科杂志,2015,35（1）:4-8.

［25］中国医师协会急诊医师分会.急性上消化道出血急诊诊治流程专家共识.中国实用外科杂志,2015,35（1）:4-8.

［26］中华医学会神经病学分会,中华医学会神经病学分会脑血管病学组.中国脑出血诊治指南（2014）.中华神经科杂志,2015,48（6）:435-445.

［27］许峰.呼吸机常用专业术语英汉对照.实用儿科临床

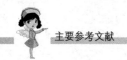

杂志, 2007, 22 (18): 1375–1377.

[28] 孔丽丽, 陈二辉, 邱寅龙, 等. ICU 连续性肾脏替代治疗护理核查单的设计和应用. 中华护理杂志, 2017, 52 (5): 558–560.

[29] 邓欣, 吕娟, 陈佳丽, 等. 2016 年最新压疮指南解读. 华西医学, 2016, 9: 1496–1498.